Dr Olga BRAJNIKOFF
DE L'UNIVERSITÉ DE PARIS

# REMARQUES SUR QUELQUES CAS
DE
# DÉLIRE ALCOOLIQUE AIGU
# A TENDANCE SYSTÉMATIQUE



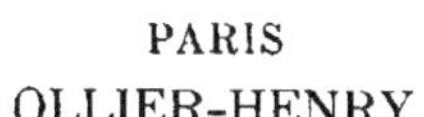

PARIS
OLLIER-HENRY
11-13, RUE DE L'ÉCOLE-DE-MÉDECINE

1900

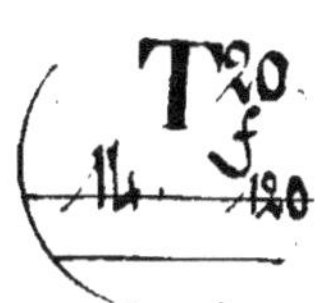

A MON PRÉSIDENT DE THÈSE

MONSIEUR LE PROFESSEUR JOFFROY

Chevalier de la Légion d'honneur

Médecin en chef de l'asile Sainte-Anne

## AVANT-PROPOS

Kraepelin a baptisé notre siècle de « siècle nerveux ». Et Monsieur le Professeur Joffroy dit (1) :

« L'homme sain sans tares héréditaires ou acquises est pour ainsi dire un mythe ; c'est une sorte d'être idéal dont nous nous éloignons tous plus ou moins. Nous avons tous une hérédité plus ou moins chargée... »

De cette façon, nul homme ne pourrait se vanter d'être autre chose qu'un foyer où convergent, en nombre plus ou moins considérable, toutes sortes d'influences morbides. Et s'il en est vraiment ainsi, ne serait-il pas nécessaire de changer, non pas les termes, mais la conception même de l'être normal et d'y introduire ceux des éléments principaux qui leurs sont communs à tous? Ceci aurait pour résultat de nous donner un type réel pour étalon, au lieu d'un type mythique. Ne faudrait-il pas en même temps en élargir les limites et y introduire les traits qui lui sont devenus naturels par suite de la complication du milieu social, en les reconnaissant comme

(1) A. Joffroy. Alcoolisme chronique. *Revue Scientifique*. 15 janvier, 1898, p. 66.

une variété du type psychique, mais variété non morbide ?

Mais nous ne voulons pas entrer ici dans la discussion générale du sujet. Notre but est, au contraire, très restreint : Dans un nombre de faits où l'on a cherché la dégénérescence ou la prédisposition, nous avons voulu chercher la fonction « normale » dans le sens strict du mot ; la réaction commune à une majorité de cas, réaction qui est produite par la rencontre de deux facteurs, l'alcool et l'homme, sans avoir nécessité la présence d'un troisième, celui de la dégénérescence.

Nous avons observé les faits, nous nous sommes efforcée de les reproduire aussi exactement que possible et nous savons combien nos conclusions sont discutables.

Lorsque nous nous sommes présentée chez M. Magnan, que nous ne saurions jamais trop remercier de son bienveillant accueil et de son empressement à mettre ses malades à notre disposition, notre maître nous a dit : « Observez et qui sait ? peut-être arriverez-vous à des conclusions différentes des miennes ? » Nous avons observé de notre mieux, mais nous devons avouer que malgré le bienveillant encouragement du savant médecin de l'Admission, nous n'avons pas conclu d'une manière ferme, d'autant plus que ces conclusions, que nous croyons avoir tirées du petit nombre de nos observations, nous sont absolument personnelles.

Avant de terminer nos études, nous tenons à exprimer les sentiments de profond estime que nous éprouvons pour nos maîtres, M. le Dr Reclus et M. le Dr Barth, qui ont guidé nos premiers pas dans l'art médical. Nous avons eu cet heureux privilège d'avoir été leur élève.

Nous prions M. le professeur Joffroy de croire à notre grande reconnaissance pour l'honneur qu'il nous a fait en acceptant la présidence de notre thèse, pour les conseils qu'il a bien voulu nous donner en même temps, ainsi que pour l'indulgence qu'il nous a montrée.

Que M. le Dr Dureau, bibliothécaire en chef de l'Académie de médecine, veuille bien recevoir l'expression de notre gratitude pour l'extrême obligeance avec laquelle il nous a ouvert les portes de cette bibliothèque. C'est avec plaisir que nous reconnaissons notre dette envers lui.

M. le Dr Truelle qui nous a tant aidé, malgré la divergence de nos opinions, voudra-t-il nous aider encore une fois à trouver des termes autres que ceux généralement employés, pour lui exprimer tout ce que nous lui devons ?

---

## Considérations générales.

Les observations multipliées des cas de délire alcoolique simple aigu, ont permis d'établir nettement le type clinique auquel répond cette forme de trouble mental. Chacun connait ce tableau saisissant qu'a tracé M. Magnan dans ses leçons sur l'alcoolisme (1) :

« L'homme devient le jouet de cauchemars et d'illusions »... « Un monde nouveau lui apparait où des formes bizarres naissent, grandissent, circulent, dans un pêle-mêle désordonné, où la vie s'agite en une confusion monstrueuse qui le terrifie. Tout ce qui l'entoure se transforme et se meut.

« Au plafond, au milieu d'une trame de fils qui se rétrécissent et s'allongent, des boules noires se dessinent, renflent, prennent la forme de rats, de chats, de chiens qui, passant à travers les mailles, tombent sur le parquet, bondissent et disparaissent. Le lit se peuple d'un grouillement de bêtes immondes ; le mur se couvre d'un fourmillement d'insectes, d'animaux, de fantômes

(1) MAGNAN. Délire alcoolique et délires systématisés dans l'alcoolisme. *Progrès médical*, 1896, n° 29, p. 33.

qui courent, montent, descendent pour remonter encore. Terrifié, le malheureux recule et tout s'approche. Il cherche une issue ; il jette vers la fenêtre un regard désespéré et sur les toits des maisons voisines il aperçoit des hommes armés qui le couchent en joue. Il se baisse ; il se blottit dans un coin pour échapper à la mort qui le guette ; et voilà que des gendarmes vont le saisir, et, qu'au-dessus d'un effrayant défilé d'assassins et de juges passe tout-à-coup l'éclair sanglant du couperet de la guillotine. Ces hallucinations de la vue forment l'élément le plus singulier du délire alcoolique ; mais tous les autres sens apportent à la psychose leur contingent d'images pénibles. »

A côté des cas simples où tout paraît consister en les seuls troubles sensoriels, il en existe d'autres où l'activité psychique de l'individu s'empare de ces données fausses des sens, et construit dès lors une sorte de roman pathologique, dont les éléments se combinent, évoluent et persistent pendant un certain temps, pour disparaître ensuite progressivement, à mesure que le raisonnement se rétablit et que les images, qui avaient servi de base au délire, perdent de leur netteté. La faculté d'association des idées plus ou moins affaiblie momentanément par l'effet de l'alcool, ne revient à sa force antérieure qu'au fur et à mesure que disparaissent les visions, et par suite les systèmes faux appuyés sur ces points de départ. On aurait le droit de se demander si c'est vraiment le raisonnement qui triomphe sur les hallucinations ou bien plutôt si ce ne sont pas celles-ci, qui d'une part diminuant peu à peu d'intensité et de nombre par le fait de la privation d'alcool, d'autre part tendant à s'effacer du champ de la conscience par l'oubli qu'en amène le temps, permettent alors plus aisément le libre jeu de ce que M. Ribot appelle les « réducteurs secondaires » ; et l'activité psychique précédemment obnubulée et pervertie, peut se réveiller et reprendre ses fonctions normales.

Est-il nécessaire que le sujet soit *dégénéré* pour que cette sorte de délire systématisé de courte durée puisse se développer ? Ou bien qu'il soit tout simplement un *prédisposé*, c'est-à-dire de résistance psychique moindre ? Suffit-il qu'il n'ait qu'une prédisposition *individuelle* c'est-à-dire un ensemble de caractères psychiques personnels marchant de pair avec une résistance cérébrale égale, mais non similaire, à celle des sujets reconnus sains d'esprit ? C'est à cette dernière hypothèse que nous nous rallions.

Sans accepter complètement toutes les théories de M. Charpentier sur l'ivresse délirante (1), nous lui empruntons cependant son idée pour l'appliquer aux cas de délire alcoolique que nous avons ici en vue :

« Le cas de l'ivresse délirante n'est donc pas un cas exceptionnel, dit-il, justifiant le diagnostic de maladie mentale, c'est le cas de tout le monde. L'ivrogne délirant délire parce qu'il a la prédisposition délirante, comme l'ivrogne violent frappe parce qu'il a le caractère emporté, l'ivrogne gai chante parce qu'il a le tempérament joyeux, l'ivrogne lubrique lutine les filles parce

(1) Marandon de Montyel. L'ivresse délirante. *Bull. méd.* 1898, 29 mai.

qu'il est de constitution ardente, et l'ivrogne triste pleure parce qu'il a l'esprit mélancolique. L'alcool absorbé, ils ne sont pas plus maîtres de leurs états d'âme et de leurs relations, les uns comme les autres, car, quels qu'ils soient, l'ivresse, variable sans doute dans ses manifestations, selon les prédispositions de chacun, a pour tous le même résultat de troubler la raison ».

Des exemples mêmes dont M. Charpentier se sert pour justifier sa pensée ressort le fait que l'alcool, quel que soit le terrain qu'il rencontre, terrain sain ou terrain dégénéré, accentue les caractères individuels. Telle semble du reste l'opinion d'un assez grand nombre d'auteurs.

Ici se pose cette question : Est-ce qu'en *l'excitant*, que l'alcool accentuerait tout ce qu'il y a d'individuel dans le sujet? Ou bien, est-ce en *paralysant* les centres inhibitoires qu'il laisserait le champ libre à ces impulsions de l'individu ordinairement réfrénées et dont l'homme deviendrait dès lors le jouet ?

C'est ainsi que le veulent Kraepelin, Bunge et les savants de leur école. De même que l'alcool rend la perception plus difficile, disent-ils, il paralyse les centres inhibitoires et c'est de cette façon que les impulsions motrices récupèrent une liberté plus ou moins grande. Raisonnement superficiel, incapacité de suivre une longue discussion, absence de sens critique envers ses actes propres, apauvrissement du langage et emploi de jeux de mots plats, seraient autant de symptômes de la déchéance intellectuelle passagère qui accompagne l'ivresse aiguë.

« Par suite de la plus grande facilité des réactions motrices notre force et notre puissance au travail nous apparaissent augmentées, tandis que les mesures indiquent qu'elles sont diminuées ».

Et plus loin : « Il suffit d'un mot, du moindre prétexte pour faire apparaître une réaction anticipée (1) ».

Telle est aussi l'opinion de M. Sikorsky (2).

De même que la rougeur de la face apparaissant à la suite de l'ingestion de l'alcool n'est pas un phénomène d'excitation, mais seulement le résultat d'une paralysie du centre vaso-moteur, et d'un relâchememt consécutif des vaisseaux cutanés ; de même que la sensation de chaleur générale qui en résulte n'est qu'une apparence, car ce qu'on sent n'est en réalité qu'une chaleur périphérique ; de même, continue-t-il, l'alcool paralyse les fonctions cérébrales en commençant par le raisonnement et le sens critique ; les sentiments non inhibés par la raison dominent alors, le danger menaçant n'est plus aperçu, la fatigue et la douleur physique, autant que morale, s'émoussent.

Or, la fatigue et l'épuisement persistent toujours, mais voilés par une conscience affaiblie».

M. Fürer (3) aboutit à des conclusions analogues,

(1) Em. Kraepelin. — Die chronische Vergiftungen : *a)* Der Alkoholismus. *Psychiatrie. Ein Lehrbuch für Studierende und Aerzte.* Leipzig, 1896.

(2) Sikorsky. — De la physiognomie et de l'état psychique des ivrognes. *Questions de médecine nerveuse et psychique* (journ. russe) Kiew., 1896, Fasc. 1-2.

(3) Furer. — Ueber die psychischen Nachwirkungen des Alcoholrausches. *Archiv für Psychiatrie und Nervenkrankheitein*, XXVII. Bd 3 Heft. Berlin, 1895.

lorsque en rapportant les résultats de ses expériences faites sur le travail intellectuel à la suite de l'absorption d'une certaine dose d'alcool, il constate une diminution de la puissance au travail, mais moindre dans les expériences sur l'addition des chiffres (Addirversuche) que dans les autres formes de travail intellectuel Et il ajoute : « Au moment des expériences avec ivresse (Rauschversuche) il semblait toujours au sujet avoir accompli un travail au moins aussi grand que pendant les expériences à l'état normal (Normalversuche). Ceci s'explique très bien par le fait que la fatigue était plus grande dans le premier cas, que dans le second et qu'à priori on est tenté de mesurer la quantité de travail exécuté d'après l'intensité de la fatigue qui suit l'effort accompli. »

MM. Dietz et Vitschgau (1) ont fait des recherches analogues dont les résultats semblent confirmer l'hypothèse de l'influence inhibitrice de l'alcool.

« La réaction visuelle simple, c'est-à-dire le temps qui s'écoule entre une impression visuelle et la réponse motrice par un mouvement de la main, augmentait sous l'influence de l'alcool de 0,190" jusqu'à 0,297" ; quant à la personne sur laquelle se faisait l'expérience, il lui paraissait avoir répondu plus rapidement que d'habitude à l'excitation visuelle par un mouvement de la main, tandis que, comme le démontrent les chiffres cités, la vitesse de réaction diminuait presque d'un tiers. L'erreur moyenne, commise par le sujet en expérience

(1) Hermann. — *Handbuch der Physiologie.*, II, Bd. I, Th. S. 270-271. Leipzig, 1879.

variait de 0,0127" à 0,294" ; en même temps les mouvements de réponse étaient plus énergiques que d'habitude, mais la personne n'en avait pas conscience ».

A l'aide de mesures précises, M. Horsley (1) a acquis la conviction, qu'aussitôt après l'ingestion d'une petite dose d'alcool une diminution du temps, nécessaire à l'apparition des mouvements réfléchis se faisait voir. Mais au bout de quelques instants déjà, ce temps devenait plus long, et 2 à 4 heures après, les fonctions cérébrales baissaient considérablement.

Encore quelques mots sur les expériences faites par le Dr Smith (2).

M. Smith étudie l'influence de l'alcool, toujours en ingestion par la voie buccale (40 à 80 gr. en solution faible), et il constate une baisse de la puissance au travail, souvent le jour même de la première ingestion, en tout cas toujours pendant toute la période d'action alcoolique, et une hausse de la dite puissance dès qu'on cesse l'ingestion de l'alcool. Lorsqu'on administre de nouvelles doses d'alcool, il se fait une baisse brusque de la puissance au travail, au lieu d'une baisse progressive. Quant à la courbe de l'accroissement de l'exercice, elle reste d'abord sans monter, ensuite il se produit une chute brusque, ce qui veut dire que l'alcool paralyse d'abord la faculté d'exercice, ensuite la puissance même au travail.

(1) Horsley. The effect of small doses of alcohol on the brain. *British médical journal*, 1900, 5 mai.

(2) Smith. Ueber die Beeinflussung einfacher psychischer Vorgänge durch chronische alcoholvergi flung. *Archiv. für psychiatrie und wervenkrankeiten*. Bd. XXVII, Hefl 3, Berlin, 1895.

Dans les expériences faites par Aschaffenburg (1), il s'agissait de quatre compositeurs qui devaient s'abstenir de toute ingestion d'alcool la veille, ainsi que les jours mêmes des expériences, lesquelles duraient quatre jours en tout. Le premier et le troisième jours étaient des jours exempts d'alcool; le deuxième et le quatrième, les compositeurs recevaient 200 grammes d'un vin contenant 18 °/₀ d'alcool. Le travail, qui commençait toujours à la même heure, après le diner, durait chaque fois cinq quarts d'heure. L'ingestion de l'alcool se faisait le deuxième et le quatrième jours, après le premier quart d'heure de travail. A la suite de comparaison du travail des jours normaux (sans alcool) et celui des jours avec alcool, on est arrivé aux conclusions suivantes:

A dose modérée, l'alcool diminue la puissance au travail de 10,6 à 18,9 pour 100, soit 15,2 °/₀ en moyenne par rapport à celle constatée les jours exempts d'alcool, ceci en tenant compte de la fatigue normale et de la baisse de la faculté d'exercice se produisant naturellement d'une expérience à l'autre.

Les fautes y étaient en nombre peu considérable (1 pour 219 lettres), fait d'autant plus singulier, que les résultats de l'ingestion de l'alcool étant l'accélération des réactions motrices, on pouvait s'attendre à un nombre de fautes beaucoup plus grand.

Tels sont les faits observés par les partisans de la

(1) Gustav Aschaffenburg. Praktische Arbeit unter Alkoholwirkung. *Psychologische Arbeiten, ausgeg. v. E. Kraepelin*. Bd. I, Heft 1.

théorie d'inhibition. L'influence de l'alcool, nous dit-on, se fait surtout sentir dans le domaine des fonctions psychiques complexes, c'est-à-dire dans le domaine de l'association des idées, de telle façon que les « associacions internes » se transforment en associations externes », lesquelles prédominent (Kraepelin, Sikorsky). Ces dernières, étant des associations plus élémentaires, des associations motrices ou automatiques, apparaissent de plus en plus facilement dans l'esprit, y persistent et y reviennent sans cesse, mais tout à fait hors de propos. Et tout en démontrant par des expériences l'influence accélératrice de l'alcool, les auteurs l'interprètent en disant qu'elle dépendrait d'une impulsion motrice facilitée, c'est-à-dire, d'une action centrale se transformant plus facilement en action centripète (Sikorsky) ; « en même temps, ajoute l'auteur, on aperçoit une diminution dans la qualité du travail, résultat d'une réaction anticipée (1) ».

Il nous paraît impossible de faire une objection quelconque à ces généralisations basées sur des travaux expérimentaux, concernant le fait même de l'accélération des fonctions motrices produite par l'alcool.

Une fatigue plus grande, à la suite d'un effort moindre ou la sensation trompeuse d'une capacité de travail et d'une énergie croissantes, marchant de pair avec décroissance réelle de ces éléments ; la rapidité des mouvements réflexes d'un côté, et de l'autre, la lenteur de la réaction lorsqu'il s'agit des mouvements volontaires, tout ceci prouve un affaiblissement de la percep-

(1) Op. cit.

tion, un trouble dans les fonctions de l'élément psychique conscient. Le fait nous paraît incontestable : déjà à dose peu considérable, chez des sujets normaux, non alcoolisés auparavant, l'influence de l'alcool se manifeste par les mêmes phénomènes, dont l'exagération va troubler à ce point l'entendement que le délire pourra naître et se développer.

Mais quant à sont influence sur les centres inhibitoires elle demande encore à être prouvée.

A ce propos, il nous paraît indispensable dans l'intérêt même de la question, de rapporter les paroles suivantes de M. Magnan (1) :

« Quant à la volonté, les conceptions psycho-physiologiques modernes ne permettent plus guère de la considérer comme faculté localisable, même grossièrement : elle n'est qu'une des propriétés de toute cellule nerveuse, dont elle exprime le mode d'énergie. Pourtant au point de vue symptomatique, cette propriété apparaît comme pouvant être altérée isolément, et l'analyse clinique réserve les mots *d'impulsion* et *de phénomènes d'arrêt* ou *d'inhibition* à des phénomènes objectivement caractérisés par des troubles de la volonté, dont ils expriment l'automatisme et l'anéantissement ».

« Le raisonnement, comme la volition, dit M. Marillier (2), est une résultante ultime de tout le fonctionnement mental ».

(1) Drs Magnan et Legrain. — Les Dégénérés, p. 3.

(2) L. Marillier. — Du rôle de la pathologie mentale dans les recherches psychologiques. *Rev. philosophique*, octobre 1893.

M. Magnan à la suite de ses nombreuses expériences sur les chiens et par l'observation d'une quantité considérable de faits cliniques, est arrivé à cette conclusion que l'alcool agit d'abord comme agent excitant, paralysant ensuite. Mais ces expériences très instructives et très intéressantes laissent tout de même subsister cette question : Le mode de l'action de l'alcool est-il une excitation directe des centres excito-moteurs et des centres perceptifs, ou bien cette excitation ne résulte-t-elle pas d'une paralysie des centres inhibiteurs? MM. Magnan et Kraepelin, ainsi que les autres savants, sont d'accord sur l'existence d'une excitation apparente; où l'accord cesse c'est en ce qui concerne la cause profonde de cette excitation: est-elle primitive, c'est-à-dire produite par l'excitant même, ou bien se manifeste-t-elle grâce à l'affaiblissement du frein psychique, centre ou faculté inhibitrice?

Sans avoir d'opinion nettement arrêtée, nous avons cependant tendance à admettre de préférence la théorie de l'inhibition. Aux partisans de l'excitation, il serait difficile, en effet, d'expliquer pourquoi l'alcool excite telle ou telle faculté et pas une telle autre.

En faveur de l'opinion des partisans de l'inhibition on peut citer un grand nombre de faits physiologiques, biologiques et psychologiques.

La biologie nous montre la marche parallèle du développement de l'encéphale et des phénomènes psychiques. Elle regarde l'encéphale comme un organe qui dirige les relations les plus compliquées, celles de l'être vivant envers le milieu ambiant. C'est l'organe aiguilleur qui dirige les impressions reçues sur des voies nouvelles, voies plus nombreuses et plus compliquées, adaptées aux conditions du milieu. Chez les animaux décapités, nous retrouvons cette réaction élémentaire, qui caractérise leurs ancêtres dans la série. La comparaison de la psychologie d'un sauvage et d'un représentant d'un peuple civilisé, nous montre chez le second l'existence de cet organisme au fonctionnement plus compliqué, qui empêche les impulsions de passer par la voie la plus courte, qu'elles auraient suivie chez l'homme primitif.

D'un autre côté, tout semble prouver la thèse de Spencer, à savoir que les formations les plus compliquées, les formations toutes jeunes, sont les moins résistantes. Or, c'est précisément *ces* acquisitions de formation récente, ce fonctionnement plus compliqué, que l'alcool vient troubler en premier lieu.

Dans le domaine intellectuel, ce sont d'abord les acquisitions toutes récentes, les moins stables qui disparaissent. Le fonctionnement de l'esprit devient lent, la pensée banale, sans originalité, ni fraicheur; la faculté de perception est affaiblie et le raisonnement est devenu élémentaire.

« Qu'est-ce en effet que raisonner? écrit M. Marillier (1). Le raisonnement n'est qu'un processus d'association perfectionné, mais ainsi que M. James l'a mis en lumière, ce qui distingue le raisonnement des autres processus d'association, c'est qu'ils ne sont jamais que reproductifs, tandis qu'il est productif, qu'il permet de tirer parti

(1) Op. cit., pp 382-383.

de données nouvelles. Or, ce sont les acquisitions récentes qui, en vertu de cette loi de régression, si nettement dégagée par M. Ribot dans les *Maladies de la mémoire*, disparaissent les premières ; à vrai dire, d'acquisitions nouvelles, il ne s'en fait plus ; les nouvelles images, les nouvelles conceptions sont aussitôt effacées qu'imprimées dans la conscience ; c'est donc la matière même du raisonnement qui disparait, laissant la place libre au jeu monotone des processus automatiques d'association. Ajoutez que ce qui permet de raisonner, c'est l'existence entre les représentations dont l'ensemble constitue un événement ou un objet, de différences d'intensité considérables grâce auxquelles le caractère, commun à deux objets ou deux événements se dégage et s'abstrait lui-même ; c'est aussi l'étroite liaison de ce caractère avec d'autres caractères. Mais les associations anciennes qui ne sont plus qu'à demi conscientes subsistent seules, et l'affaiblissement général des impressions ne permet plus à aucune image d'acquérir une intensité suffisante, pour se détacher aisément de celles qui coexistent avec elles ; si elle l'acquiert, elle brise d'ordinaire le cours des associations et se transforme en une monotone et obsédante idée fixe. Ce sont cependant les processus d'association eux-mêmes qui sont le plus souvent très gravement altérés ».

Grâce à la lenteur des fonctions psychiques marchant de pair avec une vitesse plus grande des réactions motrices, dit Sikorsky (1), l'homme devient irritable et émotif, et c'est ici qu'apparaissent les principaux chan-

(1) Op. cit.

gements de caractère. Les émotions de l'homme sain sont complexes, tandis que celles de l'alcoolique se présentent isolées l'une de l'autre, même alors qu'elles sont peu intenses.

« Il est certain, continue l'auteur (1), que nous avons affaire à une anesthésie partielle, avec une absence totale des associations élémentaires, dont l'apparition est probablement rendue difficile grâce à l'action paralysante du toxique. Le sentiment principal naissant dans de pareilles conditions, même dans les cas de moyenne intensité, évolue rapidement et s'empare complètement de tout l'homme ».

« Dans ces changements qui se produisent dans le domaine de la vie affective un rôle essentiel appartient à la disparition des termes isolés de la chaine des associations, ce qui donne aux autres éléments une valeur et une direction qui ne leur sont pas habituelles (1) ».

Dans les formes peu prononcées d'empoisonnement par l'alcool, dit Kraepelin (2), le sujet est gêné pour évoquer le premier terme de la chaine des associations. Mais dès que le premier élément de l'action est trouvé, les associations commencent à naitre de plus en plus facilement. Les alcooliques chroniques éprouvent une grande difficulté à associer les idées, difficulté qui se manifeste par une sorte de timidité mentale. C'est, dit Kraepelin, un défaut de présence d'esprit, une sorte d'impossibilité de s'orienter psychiquement et de passer d'une suite d'idées à une autre.

(1) Op. cit.
(2) Op. cit.

Tout ceci est d'une observation très juste et subtile, mais ce n'est que par des moyens trop abstraits que nous pouvons en déduire l'influence première de l'alcool.

Mais quelle que soit la solution de cette question, les faits cliniques et l'ordre de succession des phénomènes restent constants. Et dans la question que nous nous posons : Faut-il que le sujet soit dégénéré antérieurement à l'accès pour présenter un élément de systématisation dans son délire ou bien est-ce que l'ivresse aiguë nous en fournit déjà les éléments ? Dans les limites de cette question, croyons-nous, nous pouvons abstraire celle de l'influence intime de l'alcool, comme on abstrait l'hypothèse de Dieu dans les investigations de la nature.

Passons donc aux faits cliniques.

***

Un nouveau travail expérimental de F. Kürz et E. Kraepelin vient de paraître au moment même où nous corrigeons nos épreuves. A notre grand regret nous ne pourrons en donner une note qu'à la fin de notre thèse.

## Remarques sur quelques cas de délire alcoolique aigu à tendance systématique.

Tous les auteurs sont d'accord pour considérer le délire hallucinatoire comme un délire essentiellement mobile et pouvant apparaître sur n'importe quel terrain, la systématisation du délire impliquant au contraire un terrain préalablement préparé, prédisposition ou dégénérescence.

« La persistance du délire après les accidents aigus, dit M. Magnan (1), se montre chez les alcooliques à prédisposition spéciale ».

« Sans cette notion du terrain, dit M. Magnan dans un autre endroit (2), comment comprendre que des milliers d'êtres soumis aux mêmes causes dissolvantes de la résistance cérébrale ne versent pas d'une manière égale dans la folie ? Comment expliquer que dans des circonstances identiques tel individu résistera, tel autre présentera une forme très légère de la folie, le troisième une

(1) Magnan. — Alcoolisme aigu et chronique. *Recherches sur les centres nerveux.* Paris, 1876, 1re série, p. 115-132.
(2) Drs Magnan et Legrain. — Les dégénérés, p. 51.

forme grave ? Tout devient clair si l'on considère que les réactions individuelles varient à l'infini et qu'à leur tour ces modes de réaction ne sont que la formule d'une prédisposition. C'est à cela qu'il faut revenir fatalement ».

Il est impossible d'objecter quoi que ce soit à l'idée de la variété infinie des réactions individuelles ; ce fait est incontestable tant qu'on n'y voit pas autre chose qu'une réaction spéciale au caractère de tel ou tel individu. Mais posée de cette façon cette idée ne saurait rien résoudre. Force est d'y introduire encore un élément, celui de moindre résistance psychique.

« L'infériorité cérébrale de ces malades trouve sa cause le plus souvent dans l'hérédité, écrit M. Magnan (1). Mais il y a aussi un groupe d'individus qui grâce aux excès répétés se créent eux-mêmes pour ainsi dire, une prédisposition morbide ».

Et M. le professeur Joffroy (2) dit : « Les conditions anormales, qui constituent la prédisposition sont le plus souvent héréditaires ; quelquefois cependant, elles sont acquises par le sujet au cours de son développement. Héréditaires ou acquises, ces conditions anormales font de lui un être de moindre résistance et créent cet état particulier que l'on désigne sous le nom de *dégénérescence*.

« Nous pouvons donc définir la dégénérescence : l'en-

(1) MAGNAN. R. sur les centres nerveux.

(2) A. JOFFROY. De l'aptitude convulsive. — Des rapports de l'alcoolisme et de l'absinthisme avec l'épilepsie. *Gazette hebdomadaire de Médecine et de Chirurgie*, 11 février 1900.

(1) D^rs MAGNAN et LEGRAIN. Les dégénérés, p. 55-60.

semble des défectuosités organiques d'origine héréditaire ou acquise, qui crée des aptitudes morbides nouvelles et rend de la sorte pathogènes des causes qui, seules, seraient sans force et sans effet, et resteraient stériles vis-à-vis d'un organisme normal ».

M. Magnan (1) distingue deux grands groupes : les *prédisposés simples* et les *prédisposés maximum, dégénérés*, c'est-à-dire les individus chez lesquels « la prédisposition *quelle qu'en soit la nature* (héréditaire ou acquise) a produit une perturbation profonde des fonctions psychiques. Dès l'origine, dès la naissance, ils se font remarquer par des anomalies siègeant soit dans la sphère des instincts et des penchants, soit dans toutes à la fois. Ils ont acquis des stigmates qui les font reconnaitre de suite et grouper à part. Bien plus, la tare dite dégénérative dont ils sont porteurs se traduit souvent par des anomalies physiques, dont la signification se surajoute à celle des anomalies psychiques concomittantes. »

Disons de suite que sur les 39 malades observés dans le service de M. Magnan, nous n'avons recueilli que 9 observations du genre voulu, c'est-à-dire se rapportant à notre cas, dont deux ayant des tares héréditaires ne figurant pas dans notre thèse.

La présence de ces deux malades parmi les autres prouverait-elle autre chose qu'une coïncidence ? Nous le pensons. Quant au reste de nos malades, ils sont exempts de tout antécédent nerveux.

En ce qui concerne le premier groupe de M. Magnan, celui des *prédisposés simples,* lesquels se font remar-

(1) Op. cit.

quer par un caractère essentiel, « ils jouissent d'un mécanisme cérébral normal, mais fragile » (1), la question nous paraît très subtile.

Nous admettons certainement « le mécanisme normal, mais fragile » ; mais dans ce cas, « la prédisposition » ou bien n'est pas à sa place ou bien elle équivaut l'expression « il y faut une cause ». En disant post factum « c'est un prédisposé », on dit tout simplement : « il y a eu une cause pour que ceci arrive ». Evidemment tout a une cause dans ce sens. Et dans ce cas, la cause est la fragilité même, qu'il faudrait expliquer par d'autres causes à son tour. C'est pour cela que nous trouvons le terme de prédisposition trop vague, ainsi que trop complexe pour qu'il suffit à donner une explication.

Ce terme ne pourra nous rendre service que lorsqu'il sera défini et qu'il nous permettra d'être constaté ante factum ; lorsqu'il nous permettra de prévoir et de prédire, ce qui est le but de toute science.

C'est pour cela que nous nous sommes bornée à analyser les caractères que présente l'accès de délire alcoolique simple avec systématisation de courte durée. Nous nous sommes proposée d'y rechercher les tendances psychologiques qui lui sont communes avec le sujet normal et à voir si elles ne suffisent pas pour expliquer le fait de la systématisation.

Comme nous n'avons pas la prétention de nous élever contre l'enseignement de M. Magnan, enseignement basé sur tant de faits scrupuleusement étudiés, nous devons encore faire cette réserve : les malades que nous

(1) Op. cit.

avons eu en vue, sont tout différents de ceux que celui-ci a décrit sous le nom de dégénérés alcoolisés ; ce ne sont pas ces cas où à la suite d'un délire alcoolique à forme hallucinatoire banale se développe et persiste plusieurs semaines, plusieurs mois, parfois indéfiniment, un délire à systématisation plus ou moins complète ; chez ces malades, en effet, M. Magnan a eu le grand mérite de le montrer, il y a à cette transformation et à cette persistance du délire une cause, et cette cause est la prédisposition délirante de l'individu, prédisposition dont on trouve la preuve dans les antécédents héréditaires ou personnels du malade.

Nous n'avons voulu parler ici que de ces faits où avec le délire hallucinatoire à base de troubles sensoriels mobiles, multiples, passagers de l'alcoolisme aigu, apparaît un délire intellectuel avec créations secondaires, pensons-nous, d'un épisode délirant qui se tient, d'un roman pâthologique, constituant une sorte de petit système qui survit quelques jours seulement aux troubles sensoriels proprement dits. Quant à la particularité que celui-ci présente en soi-même et quant à son origine, nous dirons avec M. Magnan : « Comment expliquer que dans des circonstances identiques, tel individu résistera, tel autre présentera une forme très légère de la folie, le troisième une forme grave? » Nous dirons aussi que « les choses deviendront plus claires si l'on considère que les réactions individuelles varient à l'infini » et que de même varient les impressions du milieu, qui tout en étant semblable, n'est jamais identique.

Passons à nos malades.

Prenons d'abord un cas simple de délire alcoolique, où la systématisation, basée sur les troubles d'un seul sens, n'existe qu'à l'état d'ébauche.

### Observation I

T.... Alphonse, Eugène, ferblantier, 42 ans, a commencé à s'alcooliser progressivement depuis 1872, et en est arrivé à prendre régulièrement en outre de sa ration alimentaire un ou deux marcs le matin et une absinthe dans la journée. A la suite de ces excès, sont survenus, depuis un certain temps déjà, des cauchemars avec de l'insomnie et des pituites matinales. De temps à autre, mais rarement, il avait des étourdissements sans perte de connaissance.

Le 11 mai, il est pris d'un accès de délire, à la suite duquel il est transporté, dans la soirée, à Sainte-Anne où il passe la nuit, agité, causant avec des camarades, se disant attiré par des fils électriques et des crochets, qu'il cherche à repousser ; en même temps il se débat contre les serpents qui grouillent autour de lui.

Le 12 mai, le matin, le malade est encore en plein accès de délire. Il est là, dans le lit, très agité, entièrement préocupé de sa chasse aux serpents. C'est à peine si on réussit à détourner son attention et à le faire répondre aux questions : il cherche à attraper ces bêtes venimeuses qui le regardent sous l'édredon, il leur parle, il les caresse, leur donne à boire son propre sang, leur jette des morceaux de graisse en les appellant « viens, mon petit sapeur, viens ». Par des excitations répétées, en insistant auprès du malade, on parvient à le distraire par moment du monde d'hallucinations où il vit, et on arrive ainsi à apprendre qu'il se croit accusé de vol. Deux agents sont venus l'arrêter à son domicile, on l'a conduit au poste où on l'avait fait remplir des cages entières avec des serpents vivants, très gros et longs de plusieurs mètres, qui glissaient autour de lui, l'entortillaient en s'enroulant autour de son cou, sa poitrine et ses jambes, passant à travers son corps... « Tenez, tenez !

En voilà un, s'écrie-t-il : L'avez-vous vu? C'est qu'il était grand! Le voilà : il est beau, quoi? » Et le voilà reparti dans ses visions, caressant des lézards, les appellant de noms tendres, les serrant contre sa poitrine.

« Ecartez-vous, crie-t il, ils vont vous faire du mal ». Mais lui-même, il n'en a pas peur, puisqu'il les tue ou bien il leur donne de son sang pour les adoucir.

On lui répète la question : « pour quelle raison êtes-vous à Ste-Anne ? » Il a déjà oublié sa première réponse, il dit être venu ici pour être guéri de son tremblement nerveux, et c'est pour cela qu'on l'électrise, et.... voilà les serpents de retour. Il les a rapportés du service militaire qu'il avait fait à... « Tenez. en voilà un beau ! » On lui dit que d'après les renseignements obtenus il aurait menacé sa femme d'un couteau : pourquoi ? Il s'arrête un instant, la main en l'air. « Je le tiens, le voilà! » dit-il. Il avait menacé sa femme parce qu'elle s'accusait d'un vol, ce qui n'était pas vrai; et pourtant c'est pour cela que les agents sont venus l'arrêter. Et le voilà reparti dans l'histoire d'une caisse en bois qu'on lui avait fait remplir de serpents.. Au bout de quelques instants, il dit avoir rapporté les serpents de l'hôpital St-Louis.

Le 13 mai, au matin, le malade est méconnaissable. Il ne lui reste rien de son délire. Il est gai, il se sent frais, bien à l'aise. « En ai je fait du tapage avec mes serpents ! » dit il. Il évoque dans sa mémoire le souvenir de certains détails. « Selon moi, dit-il, ça m'aurait impressionné beaucoup lorsqu'ils me les ont donnés à la préfecture ; ils étaient longs, longs. » Mais aussitôt qu'on lui objecte que ceci n'a pas existé pas plus que les séances d'électrisation, il paraît étonné d'abord, devenu sérieux et silencieux pendant un instant. Alors ceci non plus, n'aurait pas existé ? Ni l'accusation d'avoir volé, ni l'épreuve au serpent.

Epreuve pour quoi faire? Mais pour savoir s'il était réellement fou ou non.

Il reste pensif et parait méditer là-dessus.

Au bout de deux heures environ on revoit le malade. Il pose

quelques questions dans le même genre que celles, qu'il avait posées le matin, cherchant à comprendre comment l'idée sur l'origine des serpents aurait pu lui venir. Il interroge sur la façon dont on transporte les malades, dont on le traite à la préfecture. Il parait satisfait à la fin de la conversation par les explications qu'on lui donne, et il se dit prêt à renoncer à tout. «Tant mieux, si cela n'a pas existé» dit-il «Certainement que ceci n'a pas existé », ajoute-t-il avec conviction. Et lorsqu'on lui demande, qu'est-ce qui le fait renoncer si rapidement à sa croyance de la veille, il cherche pendant un moment et dit ensuite. « Je ne sais pas, c'est que je n'y pense plus ».

Il est transféré à Ville Evrard le 14 mai.

Les traits saillants de cette observation sont donc la prédominance des hallucinations de la vue, prédominance considérable relativement aux autres troubles sensoriels, et la rapidité extrême de la disparition de tout élément hallucinatoire. Le lendemain même il ne reste plus rien de ces visions chez le malade. Plus rien, disons-nous, et pourtant en est-il vraiment ainsi ? Une légère nuance n'existerait-elle pas dans ce cas entre les éléments du délire, et tandis que les éléments purement visuels des hallucinations disparaissent sans laisser de trace, quelque chose ne persiste-t-il pas du côté central ? C'est à tâtons que nous cherchons à exprimer notre pensée en ce moment, l'état actuel de la question ne nous permettant pas de nous prononcer avec certitude sur la part qui reviendrait d'un côté à l'excitation des terminaisons périphériques des nerfs, de l'autre à l'excitation des centres de perception.

A ce propos il nous paraît intéressant de nous arrêter sur les expériences concernant les hallucinations de la vue que M. Liepmann a faites sur des alcooliques (1).

On a beaucoup insisté, dit l'auteur, sur ce fait que le point de départ des illusions des alcooliques (Sinnertäuschungen) étaient les sensations périphériques. En examinant le cas particulier des hallucinations visuelles il fait remarquer que la pression sur les globes oculaires, chez le sujet normal, produit l'apparition des images de Purkinje, c'est-à-dire un complexus de sensations lumineuses, tandis que dans le cas de l'alcoolique ce sont des visions d'objets et de personnes. Dans un grand nombre de cas la possibilité d'évoquer ce genre de visions ne persistait guère que 12 à 18 heures après l'éclosion spontanée du délire. Dans un cas il fut possible d'évoquer ce genre de visions le jour même et avant l'éclosion du délire.

L'auteur considère ces visions comme ayant leur point de départ dans les images de Pupkinje. Les images les plus fréquentes sont celles du soleil, de la lune, des étoiles, du ciel, des éclairs etc. Un autre fait à noter c'est qu'il ne s'agissait pas pour les malades d'analogies, mais que pour la plupart du temps ces visions leur apparaissaient comme réelles.

La pression sur les globes oculaires provoquait très rarement des visions d'animaux, et, contrairement à ce qu'on voit dans le délire spontané, les visions ainsi provoquées n'avaient jamais eu un caractère pénible.

L'auteur voit le point de départ des hallucinations spontanées dans l'irritation interne de la rétine. La pres-

(1) Liepmamn. Beobachtungen und Versuche an Alkoholdeliranten. *Neurologisches Centralblatt, 1895, n° 1.*

sion même de la paupière, ainsi que celle produite par l'appareil moteur externe et interne de l'œil lors de la fixation d'un objet quelconque, suffiraient pour provoquer une augmentation de pression intra-oculaire. Or ces deux facteurs de l'augmentation de pression doivent être pris en considération lorsqu'il s'agit du nerf optique très excitable de l'alcoolique.

Les sujets en expérience étaient tous placés dans des conditions analogues où les influences extérieures, autant que possible, étaient éliminées.

Les idées de l'alcoolique délirant, selon l'auteur, ne présentent par elles-mêmes aucune prédilection spéciale pour les animaux, ni pour les choses effrayantes. Ce serait plutôt le fait d'une transformation centrale des excitations périphériques. Et si nous rencontrons ces caractères dans le délire spontané, c'est qu'il sont le résultat du jeu des facteurs éliminés dans les observations expérimentales. Quant aux visions des animaux il arrive que dans les expériences avec pression sur les globes oculaires toute excitation provenant de la face externe de la rétine disparait parce que le fonctionnement des muscles est éliminé. Et le fait que ce sont véritablement ces facteurs qui donnent le caractère mobile et animé aux hallucinations est prouvé par ceci que leur jeu étant éliminé les visions mobiles et celles du règne animal cessent.

« Rien ne peut donner une meilleure idée de l'intensité du délire hallucinatoire de l'alcoolique, dit M. Garnier(1). que cette terreur panique qui s'empare de lui, lui fait

(1) P. Garnier. Le délire alcoolique et ses modalités réactionnelles. *La France médicale. 1890, n° 19 et n° 20.*

souvent parcourir des distances considérables, sous l'irrésistible impulsion que les centres sensoriels hyperexcités jusqu'à l'aberration fonctionnelle, transmettent aux centres moteurs ». Mais cette surexcitation des centres d'où proviendrait-elle ? Est-ce une influence directe de l'alcool sur les centres ? Est-ce le résultat d'une excitation des terminaisons périphériques ? Ou bien une combinaison de ces deux éléments ?

Si nous résumons les faits observés par M. Liepmann nous y voyons une tendance d'expliquer par l'intervention de l'élément central le caractère mobile et pénible des hallucinations dans le délire alcoolique.

En effet, l'œil par son rôle même d'organe d'un sens fonctionnant plus que les autres, d'un sens extrêmement développé et de grande importance est appelé à subir d'une manière plus intense que les autres organes sensoriels les effets de l'imprégnation alcoolique.

Les images de Purkinje apparaissant sous l'effet de la simple pression sur les globes oculaires chez le sujet normal se changent en visions d'objets et de personnes chez l'homme alcoolisé, grâce à la transformation des conditions de transmission au centre, due aux changements de la pression intra-oculaire. Non mobiles par suite de l'élimination du jeu de l'appareil moteur de l'œil dans le cas expérimental, elles acquièrent ce caractère dans les cas cliniques ; le mouvement et l'idée de l'être vivant marchant ensemble dans notre esprit, l'élément central intervient pour souffler la vie dans ces objets mouvants. Ces hallucinations sont pénibles par suite de l'intervention de l'élément central, prétend Liepmann. Cela est bien certain. Mais quelle est l'origine de cet élément ? C'est une question autrement complèxe et difficile à résoudre. En particulier, l'état général du malade, le mauvais fonctionnement des organes, les conditions extérieures auxquelles il se heurte, toutes ces impressions d'origine interne ou externe, ne peuvent-elles pas créer une sorte d'état coenesthésique plus ou moins conscient, qui imprime aux données fausses des sens ce caractère pénible et agressif qu'elles revêtent de préférence ?

Mais revenons à notre malade. L'appareil visuel, disions-nous, prédisposé lui-même, par l'activité habituelle de sa fonction, par l'importance qu'il joue dans la vie psychique, à subir plus que tout autre l'influence perturbatrice de l'alcool renonce à ces hallucinations aussitôt la phrase aiguë terminée. Servons-nous ici des paroles de M. Magnan (1).

« A mesure en effet que s'épuise l'excitation corticale l'hallucination se déforme et perd du terrain ; confuse d'abord et vague en ses contours elle décroit et s'efface jusqu'à devenir illusion, puis simple trouble fonctionnel. Mais au moment où elle s'éteint on peut l'éveiller encore par une simple excitation périphérique ».

Dans le cas de notre malade l'accès est franc et de courte durée. Et pourtant nous y trouvons une ébauche de systématisation qui, aussi relative, aussi éphémère, qu'elle soit n'en existe pas moins. Cette idée concernant la provenance des serpents. Ce pont par lequel le malade relie encore son délire à la réalité, n'est-ce pas une ten-

(1) Magnan. Délire alcoolique et délires systématisés dans l'alcoolisme. *Progrès médical, 1896, n° 29.*

dance à la systématisation? Systématisation encore mal dessinée, certainement ; mais qui n'en existe pas moins. Ce n'est encore qu'une tendance, puisque dans le cas de notre malade son délire avait évolué sur le compte d'un élément sensoriel unique, mais une tendance qui se précisera dans les cas plus complexes auxquels nous allons passer maintenant.

## Observation II

V..., Napoléon Ferdinand, 47 ans, garçon de restaurant; présente une perforation palatine d'origine spécifique. D'après les dires de sa famille a toujours eu l'habitude de prendre la goutte le matin, mais c'est surtout depuis qu'il a eu sa place de gérant, (il y a 9 mois de cela) qu'il avait augmenté la quantité des spiritueux, prenant tantôt de l'absinthe, tantôt le rhum ou le cognac. A la moindre contrariété qui lui arrivait, il ne se trouvait pas la force d'y résister et il allait prendre un petit verre qui le remontait, le rendait gai, rieur et excité. Il n'avait ni insomnie, ni cauchemars. Depuis deux mois environ il se plaignait de douleurs dans les reins et dans les jambes, par suite desquelles il se réveillait même dans la nuit.

Ainsi marchaient les choses jusqu'à il y a cinq jours où il s'était réveillé brusquement dans la nuit affirmant avoir entendu des voleurs monter l'escalier: il saisit un marteau pour les frapper, il leur parle, il veut clouer des planches après le mur. La nuit suivante il a des cauchemars, il voit des chevaux, des hommes habillés en rouge, des barres lumineuses, des rats.

Il était devenu morose et méchant les jours suivants, prêt à lancer des coups de pied, ne reconnaissant plus sa famille; il prenait des bouts de chiffons en disant que c'étaient de petits enfants. Et c'est à cause de tous ces actes qu'on l'avait fait interner à Saint-Anne, le 7 février 1900.

Telles sont les renseignements donnés par sa famille.

*8 février.* — Le malade est légèrement excité, mais il répond bien aux questions, il avoue ses habitudes alcooliques et donne à peu de choses près les mêmes détails que ceux exposés ci-dessus. Il dit avoir des pituites matinales, des crampes musculaires, souvent des fourmillements dans les doigts ; il ne présente aucun trouble de la parole, ni phénomènes parétiques.

Tremblement considérable des mains.

Ses habitudes alcooliques ont failli lui jouer un tour ; « j'ai failli devenir fou », et voici comment.

Il y a 8 jours la maison dont il était gérant fut vendue. Ce fait lui avait causé un grand chagrin et quoique n'ayant pas pris plus d'alcool que d'habitude, rentré chez lui, il ne s'y reconnaissait plus. Il regardait avec étonnement sa femme en lui demandant ce qu'était devenu tout leur ménage ? Leur mobilier pourquoi n'y était-il plus ? Serait-ce que sa femme l'aurait vendu pour pouvoir marier leur fille ? Il demandait à sa femme de ne rien lui cacher, de lui dire toute la vérité, mais la femme s'obstinait à nier énergiquement d'avoir vendu quoi que ce soit. Un voisin charbonnier, un ami à eux, entre en ce moment et avoue que c'était à lui que sa femme avait vendu le mobilier. V... devient de plus en plus furieux de ce que sa femme lui avait caché la vérité. Il finit par se coucher et il garde le lit pendant quatre ou cinq jours à cause de ses douleurs dans les jambes.

« Est-ce à cause de ces douleurs que vous êtes entré à l'hôpital ? » lui demande-t-on.

Non, les douleurs n'ont rien à faire ici, puisque, dit-il, tout l'histoire de la prétendue vente du mobilier par sa femme était de la pure imagination. Rien ne fut vendu, tout était à sa place et ce n'était que lui, V..., que la boisson avait rendu fou.

« Je ne suis même pas certain, dit-il, si le voisin, le charbonnier, était vraiment entré dans ma chambre ou si ce n'était que dans mon idée à moi ? »

Il fut envoyé à l'hôpital pour avoir dénoncé des gens qui ont voulu le voller et voici comment.

Il y a sept jours, un matin, pendant qu'il était en train de se débarbouiller dans sa chambre, il entendit des voix derrière le mur, il entendit quelqu'un gratter et il sentit en même temps le petit tapis sur lequel il se tenait remuer sous lui. Il se sentait tiré vers la porte et en y jetant un regard, il vit un énorme crochet en fer disparaissant dessous la porte et trainant derrière lui un paquet de linge : c'étaient les voleurs, explique V... qui voulaient le faire passer par le dessous de la porte. Il s'empressa de retenir le paquet et cloua aussitôt une planche au bas de la porte. « Que faites-vous donc par là » ? cria-t il aux gens, dont les voix lui semblaient être celles des anciens clients. « C'est pas ton affaire, lui répondirent-ils, nous travaillons ». Et il appela sa fille pour lui faire voir ce qui se passait autour de lui.

Les voleurs lui dirent qu'ils viendraient encore, et en effet, ils rentrèrent chez lui le soir même par une fausse porte. Il réussit à les chasser à coups de marteau en tapant fort sur les visages, mais ils fuyaient aussitôt le marteau approché, se cachant derrière les rideaux « et de telle façon, dit-il, que je ne pouvais plus les atteindre. » Ils ont laissé un trou au-dessous de sa table de toilette et « c'est en regardant ce trou, continue V..., que j'ai cru à des bêtises qui n'existaient pas ». Il voyait en sortir des hommes, des charbonniers, des bêtes, des lézards, tous en mouvement, dans un tourbillon affreux, changeant de corps et de forme; cà lui faisait tellement peur, qu'à son tour il se cachait en appelant sa femme, qui le traita de fou. Le jour arrivé il se sentit plus calme, toujours croyant à la réalité des voleurs et se rendant bien compte de la fausseté de tous les êtres qui étaient sortis du trou.

Mais les voleurs y mettaient de l'insistance et se présentèrent chez lui pour une troisième fois.

Extrêmement ennuyé par ce fait, il va déposer sa plainte au commissaire de police. On envoie le chercher le lendemain pour le remercier du service qu'il avait rendu ; il entre dans une voiture avec trois autres personnes, il se voit au boulevard des Italiens, aux grands boulevards; on tourne, on tourne toujours, et le voilà à Sainte-Anne, il ne sait trop comment.

Il reconnaît la mauvaise habitude de boire; il revient à plusieurs reprises sur l'histoire de la vente du mobilier par sa femme, il revient sur les êtres qui lui paraissaient sortir du trou, en disant que c'étaient les boissons qui lui avaient fait voir cela.

Mais l'histoire des voleurs ne révèle aucun doute dans son esprit, jusqu'à tel point, que lorsqu'on lui objecte qu'on ne vient jamais voler sachant qu'il ait du monde dans la chambre, qu'un énorme crochet et d'autant plus un paquet de linge n'auraient jamais pu passer sous la porte. il écoute d'un air étonné et paraît ne pas consentir. Quels drôles de voleurs qui vous préviennent de leur visite! « Mais oui, insiste-t-il, il m'avaient bien prévenu! »

Et pourtant lorsqu'on lui raconte que d'après les renseignements de sa famille il aurait pris des chiffons pour des enfants, il le nie d'abord. Ensuite, il se souvient que vexé par la vente du mobilier, il partit de la maison, dit-il; il a passé la nuit à l'autre extrémité de la rue dans une chambre sale et humide; sa femme était à côté de lui en lui disant que devenu pauvre, maintenant il devait tout à elle. Vexé il quitta cette chambre et se trouva au milieu d'un groupe de petits enfants, sales, en haillons. « C'était probablement cela, dit-il, mais tout ceci n'est pas vrai. D'après moi je serais resté couché quatre jours à la maison, comme d'habitude ». Mais il ne saurait le prouver.

*9 février.* — Aucun changement dans les idées. Le malade dort bien sans rêver. Il mange bien.

*10 février.* — Le malade discute sur la possibilité de l'histoire des voleurs: non seulement ils les *entendait*, il les *sentait* même puisque le tapis remuait sous ses pieds et il les *voyait* tirer le paquet de linge. Et il appuie sur les mots: entendait, sentait, voyait. A l'objection que, outre la conduite peu logique des voleurs (caractère qui lui échappe en ce moment), il a vu, entendu et senti bien de choses auxquelles il ne croit plus maintenant, il est d'accord; mais, dit il, sa fille les a vus aussi, ces voleurs. On lui objecte que d'abord il croyait au charbonnier auquel on aurait vendu son mobilier, et en ce moment il met en doute sa présence même. Alors il indique comme témoin le commissaire de police, qui lui avait dit que les voleurs étaient déjà arrêtés. N'aurait-elle pas existée non plus, sa visite chez le commissaire? Et les remerciements qu'il aurait reçus? Et l'orsqu'on lui répond par la négative « c'est trop fort ». dit-il.

*11 février.* — Au matin V... paraît s'intéresser au doute qu'on émet par rapport à l'apparition des voleurs. Il écoute d'un air étonné les raisonnements qui prouvent le contraire, et pose même des questions: si les voleurs n'existaient pas, pourquoi est-il à Sainte-Anne? Si ce n'était pas pour le remercier, pourquoi l'aurait-on appelé chez le commissaire? Il est assez actif dans ses recherches de la vérité, plus actif que ne l'était François A..., et cette fois-ci, il écoute sans se fâcher. Il écoute très sérieusement lorsqu'on lui explique que tout ceci s'était passé sur la base anormale que présentait son terrain alcoolique. « C'est drôle tout de même, dit-il, je vais demander à ma femme et à ma fille ».

*12 février.* — Même état du malade. Il dit qu'il est prêt à renoncer à l'histoire des voleurs, si on lui prouve sa fausseté. « Mais que voulez-vous encore? » lui demande-t-on. « Rien, rien », s'empresse-t-il à répondre.

Il est transféré à Ville Evrard.

## Observation III

A.., Jean François, 36 ans, garçon boucher, a travaillé d'abord aux Halles où il buvait modérément. Il a pris l'habitude de boire au sens propre du mot (vin, cognac, souvent absinthe, rhum), pendant les deux derniers mois, ayant fait un héritage à la mort de sa mère, ce qui le dispensait de travailler régulièrement.

A la suite de ces excès, il a commencé à dormir mal, à avoir parfois des cauchemars, de la céphalée avec pituites matinales. Il avait, quoique rarement, des crampes musculaires.

Il y a deux mois, il avait eu à deux reprises une perte de connaissance, mais il n'aurait pas eu de convulsions, ne se serait pas mordu la langue, n'aurait pas uriné sous lui.

Il est transporté à l'Asile Sainte-Anne le 13 mars, où il passe une nuit très agitée, en proie à des hallucinations, se défendant contre des gens qui veulent lui faire du mal.

Le 16 mars, au matin, il est assez présent d'esprit, répond aux questions et raconte ce qui lui est arrivé.

Il commence par dire qu'il est entré à l'hôpital « par rapport à la cavalcade des étudiants » à laquelle il avait assisté la veille et comme on lui objecte aussitôt que cette dernière n'aura lieu que dans six jours, il se fâche et insiste sur la réalité du fait.

Il est rentré chez lui, dit-il, le 15 mars dans la soirée après avoir fait des excès de boissons. Il s'était endormi d'abord d'un sommeil profond. Il se réveille ensuite en s'imaginant qu'on est venu frapper à sa porte, et sort aussitôt pour attraper ceux qui sont venus troubler son sommeil : toutes les encognures lui paraissent remplies de gens portant des drapeaux chinois à la main ; il se jette sur eux en cherchant à les tuer avec un sabre, mais les agents l'arrêtent et le mènent au poste, tandis que les drapeaux chinois remuent et se moquent de lui ; furieux, il s'échappe du poste par une porte laissée ouverte, toujours poursuivi par les rires moqueurs des drapeaux, mais les agents le rattrapent et on le remet, dit-il, au cachot.

Le lendemain, c'était le jour de la cavalcade des étudiants dont il fut le clou parce qu'il représentait un poivrot en prison. Il ne voyait pas le public, mais celui-ci le voyait bien parce que les glaces du char étaient disposées de telle façon qu'elles reflétaient son image. On en a même voulu faire un moulage et c'est pour cela que, une fois à l'Asile Sainte-Anne, tout le monde s'est empressé autour de lui. Sachant qu'on avait l'intention de faire son autopsie ensuite, il faisait son possible pour ne pas s'endormir, mais à la longue il n'a pas pu résister au sommeil.

Il insiste sur la réalité de la cavalcade de la veille, tout en analysant, non sans une certaine difficulté, son rêve des gens aux drapeaux dont il reconnaît bien la fausseté et c'est par ce fait qu'il cherche à prouver le degré de lucidité de l'esprit. Il trouve que ce rêve était insensé, « c'était stupide » dit-il. Il est vexé lorsqu'on veut placer le fait de la cavalcade au même rang que les drapeaux chinois se moquant de lui, un fait dont l'absurdité lui saute aux yeux ; tandis que sa participation, la participation d'un garçon boucher à la cavalcade des étudiants, lui paraît toute naturelle ; il en dit : « mais ce n'est plus la même chose », et malgré le fait qu'il croit à ce qu'on lui dit que la mi-carême n'aura lieu que le 22, il insiste en répétant : « mais, puisque j'y ai assisté ! J'y ai assisté moi-même ! »

Tremblement considérable des mains et de la langue. Pas de fièvre.

*17 mars.* — Le malade a passé une bonne nuit ; il est calme et tranquille. Il se rend bien compte d'avoir été amené à l'hôpital pour le tapage qu'il avait fait dans la nuit du 15 au 16 mars, mais il relie l'incident à la cavalcade quand même. Il répond par des affirmations, par des « oui » distraits lorsqu'on lui objecte que n'étant pas étudiant il ne pouvait pas prendre part à la cavalcade — il le reconnait très bien. Ayant été arrêté avant-hier et ayant commencé aujourd'hui sa deuxième journée à l'hôpital, il n'aurait pas pu assister hier à quoi que ce soit en ville? Il reconnait ce fait de même. Il paraît suivre, quoique d'une façon distraite, les étapes du raisonnement, mais aussitôt arrivé à la nécessité d'en conclure, le tableau d'ensemble lui échappe.

Mais il paraît mieux saisir les faits particuliers et écoute attentivement lorsqu'on lui parle de l'étrangeté d'un moulage fait à l'hôpital et d'une autopsie faite au milieu d'une salle des malades. Au moment où l'on est prêt à le quitter il pose brusquement la question : « alors vous dites que la cavalcade n'aura lieu que le 22 ? »

*18 mars.* — Le malade a passé une très bonne nuit, sans aucun rêve. Il reconnaît les scènes du moulage et l'idée de l'autopsie n'être que des scènes imaginaires : « cela n'est jamais arrivé ! » affirme-t-il d'un ton sûr et, se souvenant qu'il y croyait pourtant d'abord, il admet la possibilité du doute aussi par rapport à sa participation à la cavalcade, « quoique, dit-il, je l'ai bien vue pourtant. »

Il se souvient de lui-même de son rêve de gens aux drapeaux, de la foi qu'il y avait mise d'abord, et il trouve une certaine analogie entre les deux hallucinations. « Pourtant, dit-il, en parlant des drapeaux chinois, ça été tout-à-fait stupide ! » Et cependant il répète la question de la veille : « alors vous pensez que la cavalcade n'a pas eu lieu du tout ? »

Le malade doit-être transféré à Ville Evrard. Il rit de ses assertions des jours précédents ; mais il paraît qu'un doute sur ce que les choses ne se sont pas passées le jour de la cavalcade persiste encore, et sur la question nettement posée : « Voyons ! êtes-vous sûr, enfin, que toute votre histoire n'a aucun rapport au jour de la mi-carême ? » Il donne une réponse évasive.

## Observation IV

M..., Pierre, 48 ans, ajusteur, présente des habitudes alcooliques depuis son jeune âge où il prenait déjà la goutte le matin. Arrivé à Paris (il y a 11 ans de cela) il augmenta progressivement la quantité d'alcool, entraîné par les habitudes du milieu, prenant comme règle plusieurs petits verres le matin et une absinthe au moins par jour, y joignant parfois un quinquina, un vermouth etc. Voilà deux à trois mois que son sommeil n'est plus calme, qu'il se débat dans la nuit. Voilà bientôt un mois qu'il a des cauchemars, qu'il voit sa chambre remplie de bêtes, de femmes nues, de lions qui s'agitent à côté de lui. Il ne présente pas de troubles de la sensibilité générale.

Transporté à Sainte-Anne le 29 janvier 1900, il présente de la façon suivante les raisons qui l'ont amené à l'hôpital.

Il se doutait depuis longtemps déjà, de ce que sa femme lui faisait des infidélités ; il en avait obtenu la preuve certaine il y dix jours, où sans trop savoir comment, ni pourquoi, il s'est trouvé dans une chambre meublée, petite et sale : c'était sa femme à qui l'idée était venue d'aller louer ce sale trou rien que pour une nuit. Il avait beau lui en demander les raisons : « pourquoi est-ce ? Qu'as-tu dans la tête ? » Elle restait face à face, droite et silencieuse. Certainement, ça lui paraissait étrange : aller louer une mauvaise chambre meublée, tandis qu'ils en possédaient déjà une grande et proprement tenue.

Les choses s'expliquèrent bientôt ; sa femme avait deviné ce que lui il ne savait pas encore. C'est que cette nuit on travaillait dans l'atelier, un fait qui n'était jamais arrivé avant et il ne l'apprit qu'au moment où il entrait dans la chambre nouvellement louée qui se trouvait être juste à côté de l'atelier. « Tu ne sais donc pas qu'on travaille cette nuit ? » entendit-il dire une voix derrière le mur. Il quitta la chambre en toute hâte, mais il y retourna parce qu'il avait oublié ses outils. Sa femme y était encore. Arrivé à la porte de l'atelier, il la trouva fermée. Alors il sortit dans la rue, cherchant à entrer par la grande porte, mais au moment où il demandait qu'on lui passât la clef à travers l'ouverture de la serrure, il entendit la voix de sa femme qui l'appelait et qui était avec son amant, qu'il ne voyait pas, mais dont la présence lui paraissait hors de doute. « En avait-elle, du toupet ! » dit-il en parlant de sa femme, et il ne savait quoi faire, d'un côté voulant suivre leur conversation et de l'autre le bruit des travaux dans l'atelier étant tellement fort qu'il pouvait à peine distinguer sa propre voix.

A la suite de cette épisode, plein de chagrin il s'était recouché. Mais le matin arrivé, il se réveilla dans sa vraie chambre. ( « Ce serait probablement que j'y serais retourné sans m'en apercevoir, » dit-il) et voulut recommencer son travail. Mais le médecin vint le trouver au restaurant au moment du dîner, lui conseillant d'aller se soigner de suite. Il retourne chez lui en attendant le fiacre, il y monte, il va à la préfecture, et de là, en voiture cellulaire, à Sainte-Anne. Pourquoi ça ? Sa femme aurait dit au médecin qu'il l'avait menacée d'un couteau ? C'est qu'ils auraient eu une dispute, mais il ne se le rappelle plus.

Il a passé une mauvaise nuit pleine de rêves, s'imaginant voir des sergents de ville cherchant à l'étrangler ; de grands ours les suivaient et chaque fois qu'on réussissait à l'attrapper par la manche, un lézard se montrait en face et secouait la tête avec dédain. Ceci rendait le malade furieux et, d'un mouvement brusque, il leur échappait aussitôt.

*30 janvier.* — Le malade est irritable, il ne parle pas volontiers de ses cauchemars de la nuit, et à la question, qu'est-ce qu'il en pense il répond sèchement : « je n'en pense rien ! Que voulez-vous que j'en pense ! Ils m'ont joliment embêté tous ! » Et on ne saurait dire s'il y croit ou non. Il raconte tout son délire concernant la prétendue location de la chambre d'un air très ennuyé et fatigué, mais sans émettre le moindre doute sur la possibilité d'une erreur.

*31 janvier.* — Le malade renonce complètement à la réalité des sergents, ours et lézard, mais il fixe toute son attention sur la prétendue location de la chambre. Il ne cherche pas à attraper sans raison sa femme ni qui que ce soit, dit-il, et il aurait volontiers renoncé aux soupçons de son infidélité s'il pouvait trouver une cause quelconque pouvant expliquer la location de la chambre. Mais dans le fait que cette location extraordinaire trouva lieu la nuit même où l'on travaillait à l'atelier, fait non moins extraordinaire, il voit les preuves de ce que, étant amoureuse, elle fait des bêtises. « Elle était folle », dit-il : « pour quelle autre raison aurait-elle pu faire cela ? »

*1 février.* — Ainsi que les jours précédents il croit aux dites épisodes de la nuit, il les trouves étranges, mais non impossibles. Alors on lui rappelle qu'il demandait qu'on lui passât la clef à travers la serrure, — s'en souvient-il ? Oui, cette scène est très présente à son esprit, mais le fait était, sans aucun doute, irréalisable. Alors, ou bien il était fou en ce moment, ou bien le tout n'a pas existé ? Dans les deux cas il devait ce méfier de ces impressions,

Ce petit détail attire visiblement l'attention du malade, il ne sait quoi répondre. « Je ne sais pas, dit-il, vous avez peut-être raison, ça devait bien être l'un ou l'autre. » Ce qui est certain, avoue-t-il, c'est qu'il croyait à la possibilité du passage de la clef à travers l'orifice. « C'est étonnant, dit-il, ça me paraissait tout naturel ! »

On lui en parle au bout de deux heures le même jour ; il avoue qu'il y pense et qu'il commence à douter du reste, rien que pour la croyance qu'il y mettait en demandant la clef. « Je me demande vraiment si j'étais fou ? » dit-il.

*2 février.* — « C'est drôle tout de même, nous dit le malade ; mais, vous savez, si on me dit qu'on n'a pas travaillé à l'atelier l'autre nuit, je suis prêt à renoncer au reste. Maintenant, plus je raisonne, moins je sais ce que je dois en penser. » Et il cherche encore à y trouver une base réelle, à prouver son rêve par le fait que pourtant il a bien *vu, entendu, parlé.* Et il répète encore une fois qu'il ne sait plus ce qu'il doit en penser.

Il est transféré à Ville Evrard.

## Observation V

F., Maurice Charles, livreur, âgé de 40 ans, présente depuis longtemps des habitudes alcooliques, ayant commencé d'abord par un petit verre le matin et une absinthe dans la journée, et en étant arrivé à 7 ou 8 petits verres le matin, vin au dîner et plusieures absinthes par jour. Il est devenu irritable, surtout envers ses enfants, beaucoup moins envers sa femme. Pas de troubles de la sensibilité générale ; insomnie rare.

Il n'y a qu'une semaine qu'il a commencé à avoir des cauchemars, à voir des animaux de toute sorte au plafond, des oiseaux surtout, voltigeant autour de sa tête, tantôt s'envolant vers le haut ; et alors le plafond de la chambre lui semblait plus élevé qu'il ne l'était en réalité. Une fois les yeux ouverts les visions disparaissaient et le malade n'y pensait plus.

Dans la nuit du 27 au 28 janvier, dit-il, un bruit le réveilla. Il se lève en sursaut et se heurte aussitôt contre un obstacle inattendu, un cheval, prêt à sauter sur le lit. Etonné de le voir dans sa chambre F... cherche à l'attraper, mais l'animal court autour du lit, saute, met la tête sur l'oreiller. Très fatigué par ses vains efforts F... s'appuie contre le mur dans un coin, mais voilà que ce dernier se met à tourner à son tour, et le malade ne saurait trop préciser la façon dont il avait passé le reste de la nuit.

Le matin à son réveil il se décide à faire une promenade. Il part avec son gendre et deux personnes inconnues, qui veulent voir comment il va poser sa signature au bas des papiers, dont le contenu lui est caché par son gendre. Ils arrivèrent ainsi, dit le malade, dans une vaste cour, où on l'avait fait déposer tout ce qu'il avait sur lui, et on le mit en cellule où il resta jusqu'à 8 heures de l'après-midi sans manger, en société de rats énormes, qui sortaient de tous les coins et disparaissaient dans le plancher. Le soir plusieurs personnes viennent le chercher en voiture pour le transporter à une gare où on le met dans une grande salle pleine de monde, hommes et femmes, tous gémissant et cherchant à se sauver, parce que tous devaient être mis dans la même cellule qu'il venait de quitter, et où les rats devaient les manger. Les agents les empêchaient de fuir, ils courraient après eux et « c'était pire que les rats eux-mêmes », dit le malade. Une pareille conduite des agents l'indignait et voulant aider les gens qui fuyaient, il se précipita pour leur ouvrir une grande porte qui donnait dans les champs. A ce moment son train arrivant, il voulut monter dans le wagon, mais il fit un faux-pas et tomba sans connaissance.

Il se réveilla à Sainte-Anne.

*30 janvier.* — Le malade pense qu'il fut transporté à Sainte-Anne à cause du faux pas, qui lui avait fait perdre connaissance. Il demande qu'on le laisse partir pour aller voir ce qu'on avait fait de tout ce monde qu'il avait laissé dans la salle de la gare, pour voir ce que les agents en ont fait. « Encore un moment, dit-il, et je leur aurais sauvé la vie, car j'aurais ouvert la porte. Il faut que j'y retourne ! »

Les questions posées paraissent l'ennuyer et il ne répond pas volontiers. Lorsqu'on lui demande ce qu'il pense du cheval dont il avait rêvé, il répond un peu vexé : « Oh, ça ! Que voulez-vous que j'en pense ? Rien ! Je me suis monté la tête ! Est-ce qu'on y croit, à ces choses ? » Quant aux papiers qu'il devait signer : « Est-ce que je sais, moi, ce qu'on voulait me faire signer ? Est-ce que je sais, ce qu'il avait dans la tête ? » Il est dans un état très irritable et se tait bientôt.

*31 janvier.* — Après une nuit très calme, sans rêves, le malade est plus sociable, mais très triste, préoccupé de sa famille qui doit être très inquiète, préoccupé du sort des gens laissés à la gare. Il insiste moins sur la nécessité de sa présence auprès d'eux, en disant qu'il y retournerait lorsqu'il sortira de l'hôpital. Il écoute les objections d'un air ennuyé, en répondant par des « pourquoi pas ? » distraits lorsqu'on lui parle de ce que ce genre de mort (d'être mangé par les rats) n'existe pas ; qu'on ne ramasse pas de telle façon et en pareilles conditions les prisonniers. Il paraît ne pas avoir la force de fixer son attention là-dessus.

Mais il n'insiste plus sur la signature proposée des papiers. « Je ne vois pas trop, dit-il, ce que j'aurais pu avoir à signer ? Je me serai trompé, évidemment, j'aurai confondu les choses. »

Il n'a pas de fièvre. Il dort et mange bien.

*1er février.* — Même état du malade.

*3 février.* — Le sommeil de F... est toujours calme ; le tremblement des mains a diminué. Il cherche à se rendre compte de cette idée de gens en danger de mort qui s'était gravée tellement dans son esprit.

Mais, enfin, qu'y a-t-il de vrai ou de faux là-dedans ? Il conçoit l'étrangeté d'une pareille condamnation de nos jours, ainsi que l'étrangeté d'autres détails de ce tableau.

Il écoute, il pose lui-même des questions, prouvant qu'il est en train d'analyser le rêve, tout ceci d'un air étonné : où a-t-on vu à Paris une gare, dont la porte donnerait en pleins champs ? Est-ce ainsi qu'on transporte les prisonniers ? etc. « Il y a du faux là-dedans », dit-il.

*5 février.* — Le malade cherche à arriver jusqu'à l'origine de son délire. Il interroge sur la façon dont les malades sont transportés à Sainte-Anne : est-ce qu'ils ne passent pas par une salle quelconque où il y a beaucoup de monde ? Où il y a des malades ? Peut-être, des malades agités ? En apprenant qu'il y a une salle commune où les malades mangent, il demande si, aussitôt arrivé, il n'y serait pas entré ?

« Je ne peux vraiment pas admettre, dit-il, d'avoir été fou jusqu'à un tel point, d'avoir inventé toute cette histoire. » Pourtant il se souvient bien de toute la scène, quoique, avoue-t-il, elle est devenue moins nette dans son esprit et n'était-ce les questions qu'on lui posait tout le temps, il ne s'y serait pas arrêté autant. « Ceci veut-il dire, lui demande-t-on, qu'après avoir réfléchi vous renoncez à la réalité de l'épisode ? »

« Non, répond le malade, si je suis prêt à y renoncer ce n'est pas autant pour avoir réfléchi, mais surtout par ce que je la vois moins bien. C'est comme si je l'oubliais : alors, on n'y pense plus. »

Il est transféré à Ville Evrard.

## Observation VI

B... Auguste, commis épicier, 18 ans, a commencé ses habitudes alcooliques depuis deux ans, et parti d'un petit verre d'eau-de-vie au matin, il en est arrivé jusqu'à 3 ou 4, en y joignant parfois du cassis et du vin dans la journée. Il se sentait nerveux et mal à l'aise déjà depuis quelque temps ; un tremblement nerveux le prenait parfois. Il y a à peu près deux mois qu'il a commencé à avoir des cauchemars dans la nuit, voyant des animaux, des rats, des bêtes s'amusant autour de lui et s'envolant dans l'air ; des papillons et des oiseaux venaient se poser sur son front, des hommes venaient ensuite ; une bataille commençait entre eux, mais personne ne touchait à B...

Il entre à Sainte-Anne le 27 janvier où il passe une nuit très agité, poussant des cris, manifestant des signes de terreur, se blotissant dans son oreiller.

Le 28 janvier il est plus calme, il a l'air fatigué, mais il répond assez bien aux questions qu'on lui pose. Voici ce qui lui serait arrivé :

La veille de son entrée à l'hôpital, le 26 janvier, se sentant mal à l'aise, il s'était abstenu de toute boisson, ayant décidé d'aller voir un parent qui travaillait dans une compagnie de gaz.

Celui-ci étant absent, B... fait une promenade sur les grands boulevards, dont il se souvient vaguement. Il arriva au jardin des Plantes à une heure tardive, lorsque la lumière artificielle éclairait déjà le jardin, et où les bêtes étaient déjà sorties des cages. Tout saisi de ce spectacle peu naturel, il veut se sauver, il se met en fuite, mais il se heurte contre une cage. Il veut l'éviter, mais plusieurs personnes se jettent sur lui, on l'enferme dedans. Le directeur de l'établissement, dit le malade, vient à passer en ce moment ; en le voyant dans la cage qui était destinée à contenir une lionne, il veut le punir et ordonne de bien secouer la cage avec l'individu ; ceci terminé, deux personnes dont le malade ne saurait décrire l'aspect, parce que la grille étant très serrée, il n'y voyait pas assez clair, s'y introduisirent et lui arrachèrent ses habits, disant que tel était l'ordre du directeur. Humilié par l'état où il est, le malade veut se sauver dans son pays et voilà qu'il revit son premier jour au régiment, il se voit entourré de soldats, camarades, en train de manœuvrer, de tirer au fusil, de faire les exercices etc. Mais « ceci n'a pas existé, » dit le malade ; les soldats étaient les malades de Sainte-Anne où il fut amené, il ne saurait trop préciser comment. Ceci n'a pas existé, pas plus que les bêtes se promenant librement dans le jardin. Selon l'idée de R. les choses se seraient passées de la façon suivante : dans l'état nerveux où il se trouvait ce jour le spectacle que présentaient les bêtes féroces se promenant librement dans le jardin (spectacle dont il reconnaît la fausseté), l'aurait fait sauter dans une cage vide. Le reste de l'histoire lui paraît être réel. Il dit avoir eu des cauchemars dans la nuit, avoir rêvé des hommes qui le menaçaient. Il a l'air fatigué, sommeillant. Il présente un léger tremblement des mains.

*29 janvier.* — Le malade a bien dormi et bien mangé. Une légère sensation de fatigue persiste encore. « Ils m'ont tellement secoué », dit il. Il a l'air de ne pas vouloir entrer dans l'analyse de ce qui lui reste encore de son délire. « Pourquoi pas ? » dit-il, lorsqu'on lui indique le manque de vrai dans l'histoire de la cage. « Puisque j'ai fait une chose que je n'aurai pas dû faire ? » C'est brutal ce qu'on lui avait fait, certes ; mais ne voit-on pas des brutes, pareilles au directeur du jardin des Plantes ? En sortant de chez lui pour faire une visite à son parent il avait mis ses habits neufs : quoi de plus naturel que, le voyant seul, outragé par le directeur, les gardiens (probablement) les lui eussent pris ? Il ne tient pas à analyser les faits et quoiqu'il réponde aux questions sans faire mauvaise mine, il a l'air de penser à autre chose.

*31 janvier.* — Le malade nie avoir affirmé, que des gardiens du jardin des Plantes lui auraient pris ses habits. Il a l'air de n'y pas croire lorsqu'on cherche à lui rappeler ses propres paroles. On lui suggère l'idée que le point de départ de cette pensée aurait bien pu être ce fait que, arrivé à Sainte-Anne, il aurait changé ses habits contre ceux de l'hôpital. « Mais oui, c'est cà, dit-il. Personne ne m'avait jamais rien pris. » On lui demande s'il se rappelle bien l'histoire de la cage ? « Oui », dit-il. N'aurait-il pas changé d'idée là-dessus ? Ne serait-ce pas la voiture dans laquelle on transporte les malades, qu'il aurait pris pour une cage ? Le malade ne dit ni oui, ni non. « Je me le rappelle », dit-il à plusieurs reprises ; mais il ne donne aucune réponse positive.

*1er février.* — Toute trace de délire est disparue et lorsqu'on cherche à raisonner avec le malade, à voir s'il se rend bien compte de la non réalité des scènes auxquelles il croyait d'abord : « inutile de m'en parler, dit-il ; je n'y pense plus. Dans deux jours je l'aurai oublié ».

Il est transféré à Ville Evrard le 5 février.

## Observation VII

G..., Louis, 49 ans, marchand faïencier, a commencé ses habitudes alcooliques pendant la guerre de 1870 et en est arrivé jusqu'à plusieurs petits verres tous les matins, parfois une absinthe dans la journée. Malgré ces excès de boissons il ne se trouve aucun changement dans le caractère, il est toujours gai, de bonne humeur, il dort bien la nuit, sans avoir jamais fait de mauvais rêves, sans avoir eu de cauchemars jusqu'à il y a quelques jours avant son arrivée à l'hôpital. Souffrant d'un mal de tête, il s'était couché plus tôt que d'habitude et c'est alors qu'il avait passé une nuit entouré de papillons, d'oiseaux, qui tantôt s'approchaient de lui, tantôt fuyaient, effrayés par les questions de sa propre vie de tous les jours, par des pensées concernant son commerce. Mais aussitôt après, des rayons lumineux venaient percer ces pensées, il ouvrait les yeux et tout disparaissait.

Dans la journée il se rendit bien compte d'avoir rêvé. Les nuits suivantes les rêves se ressemblaient à peu près. Rien de particulier à noter quant à ces jours.

Le malade entre à l'hôpital le 25 janvier où il passe une nuit sans sommeil, tourmenté par l'idée de ce que sa femme ne sait pas ni où il est, ni ce qu'il fait. Il veut aller chez elle pour la calmer, pour lui donner des conseils « sur l'affaire des voleurs. »

*26 janvier.* — Le malade raconte son affaire de la façon suivante :

Il s'était couché assez tard la nuit précédente et il s'est endormi tout de suite. Il se réveille à 5 heures du matin, ayant entendu un bruit. En levant les yeux, il voit 7 individus aux pieds de son lit, dont 4 hommes, 3 femmes et un enfant. Ils se sauvèrent tous aussitôt qu'il eut allumé la bougie, mais il avait réussi à en attraper deux, et les ayant enfermés dans sa chambre, il envoie chercher les agents pour qu'ils les emmenent. Ceci fait, il va dans la journée pour déposer chez le commissaire, qui lui conseille d'aller à la préfecture pour reconnaître les individus. Arrivé à la préfecture il est envoyé chez le médecin qui lui serre la main et lui conseille d'aller à l'hôpital. « Je suis énervé, en effet! lui dit G. », et le voilà à Sainte-Anne.

Il donne des détails sur l'apparition des voleurs. Pour pouvoir pénétrer dans sa chambre ils ont fait des dégats considérables, qui consistent en 4 ouvertures, dont une de un mètre cinquante de hauteur sur cinquante au moins de large ; cette ouverture est au-dessus de l'armoire. (« Vous avez donc une chambre assez haute ? demande-t on ici le malade. » « Non, dit-il, pourquoi ? ») Une autre ouverture est pratiquée dans le placard, au-dessous du lit. Il y en avait deux encore, pratiquées dans le mur. Tout ce travail préparatif aurait dû leur demander 8 jours au moins, dit G..., mais il ne s'explique pas bien la raison pour laquelle ils auraient pu vouloir entrer chez lui. Auraient-ils cru qu'il avait de l'argent ? Il n'en sait rien. Toujours est-il qu'ils étaient venus, amenant un enfant avec eux, et aussitôt qu'ils l'ont vu réveillé, ils se sont enfuies, deux par la cheminée, les autres par les trous. L'enfant était resté le dernier, et après avoir tourné pendant quelques instants au milieu de la chambre, avait disparu on ne sait trop comment.

Pourquoi les voleurs ont-il amené l'enfant avec eux ? N'était-ce pas imprudent de leur part, de même que d'être arrivés en si grand nombre ?

« Ils sont venus », répond le malade, pas plus étonné de ce fait, qu'il ne l'était de l'existence d'un trou d'un mètre cinquante au-dessus de l'armoire. Ni le travail si long, qu'ils auraient dû accomplir, ni le fait qu'il leur avait si bien réussi, ne l'etonnent. C'est fait, cela existe, il l'a vu, dit-il. « Allez-y voir, propose-t-il ; on n'a certainement pas eu le temps de boucher les trous ».

*27 janvier.* — Le malade a passé une bonne nuit, il est très gai et très calme. Il discute les détails de la scène aux voleurs ; déjà il conçoit un peu tout ce qu'il y avait d'étrange là-dedans ; et pourtant, tout ceci est arrivé en réalité. « Allez demander à ma femme, demande-t-il, elle vous dira si c'est vrai. »

*28 janvier.* — Même état du malade. Une légère nuance s'introduit pourtant : au lieu d'objecter, que tout ces faits ont pourtant existé, il les analyse avec attention et s'en étonne. Ce qui le frappe surtout dans toute l'histoire, ce n'est ni le nombre des voleurs, ni la présence de l'enfant, ni la réussite des longs préparatifs, c'est l'existence de la grande ouverture au dessus de l'armoire. « Elle y est bien, je l'ai bien vue, j'en suis certain », dit-il. Et pourtant comment peut-elle y être ? Et il demande de nouveau qu'on aille voir sa femme pour apprendre ce qu'il y a de vrai dans ses assertions.

*30 janvier.* — Même état du malade. Il est véritablement inquiet de connaître la vérité. « Je sais bien qu'il n'y a pas assez de place au-dessus de l'armoire, et pourtant la grande ouverture y est, je l'ai bien vue. » Il dit, qu'il évoque facilement dans sa mémoire l'aspect de cet endroit avant l'apparition des voleurs ; mais aussitôt qu'il pense à l'ouverture, la première notion lui échappe et il ne réussit pas à les rapprocher.

L'orsqu'on lui apprend que d'après les renseignements fournis par sa femme, toute l'histoire n'aurait rien de fondé. il s'en réjouit. « C'est ça, dit-il, je me disais bien, qu'on n'aurait pas pu faire une aussi grande ouverture. »

Il est transféré à Ville-Evrard le 2 février.

Reprenons notre observation II.

Nous sommes ici en présence d'un délire complexe non seulement par le fait de l'existence d'hallucinations multiples,. mais aussi par ce fait qu'au cours même de son délire le malade juge de la valeur objective de ses visions. Les hallucinations de la vue, hallucinations simples purement sensorielles et nocturnes, sont facilement différenciées dans l'esprit du malade de la scène des voleurs, constituée par un ensemble d'allucinations diverses, qui sont systématisées et qui persistent dans la journée. C'est ici que nous nous rappellerons les paroles de M. H. Dagonet (1) :

« Baillarger a particulièrement décrit sous le nom d'hallucinations *hypnagogiques* les hallucinations qui viennent se produire dans la période intermédiaire à la veille et au sommeil. Il faut remarquer que l'influence de cet état est incontestable et que les hallucinations qui se produisent alors diffèrent de celles qui ont lieu pendant le sommeil. Ces dernières ont beaucoup moins d'influence sur l'esprit du malade ; les autres au contraire affectent l'imagination bien plus vivement *parce qu'on ne dort pas*, comme le disent les malades, ce n'est pas un rêve, *on voit et on entend réellement.* »

Et dans un autre endroit : « chez le dormeur qui fait un rêve, de même que chez les aliénés, le cerveau ne semble apte qu'à travailler partiellement, comme si quelques-unes des parties de cet appareil étaient hors de service, tandis que d'autres fonctionnent sans contrôle et plus activement même qu'à l'état normal (2) ».

Ceci ne présenterait-il pas une grande analogie avec ce qu'on observe dans le délire alcoolique ? Les halluci-

(1) H. Dagonet. Du rêve et du délire alcoolique. *Annales médico-psychologiques, 1889, n° 9 et n° 10.*

(2) Op. cit.

nations purement uni-sensorielles, indépendantes de l'influence du milieu social, dominent tellement la scène momentanément, ou dans tout un cas, que toutes les autres excitations restent dans l'ombre, mais une fois l'irritation disparue, elles ne laissent rien après elles. Au contraire, les hallucinations systématisées lesquelles présentent le double caractère d'être complexes, c'est-à-dire d'être basées sur des irritations sensorielles multiples et de l'autre côté de se trouver en connexion avec les conditions extérieures, avec le monde réel (parce qu'on ne dort pas, *on voit et on entend réellement*) demandent pour disparaître un laps de temps d'autant plus considérable, qu'un nombre plus grand d'éléments réels y est entré. Plus la connexion du délire avec la réalité est intime, plus subtils sont tous les liens qui les unissent, qui les rattachent en rendant inextricables les éléments appartenant à l'une et à l'autre, plus devient solide la construction fondée là-dessus, plus est persistant le délire.

Nous retrouvons ces nuances dans les paroles mêmes des malades. « J'ai cru à des bêtises qui n'existaient pas, » dit V..., en parlant des apparitions du trou. « Je les ai *vus*, *entendus*, j'ai *senti* le tapis remuer » dit-il, en parlant des voleurs (Obs. II).

M..., reconnaît la fausseté de l'apparition des lézards, ours, etc. Et il insiste sur le fait qu'il a *vu* sa femme, *entendu* sa voix (Obs. IV).

Nous voyons que le malade F... cherche à se rendre compte de la provenance de son délire : n'aurait-il pas passé par une salle pleine de monde ? N'y aurait-il pas des malades agités ? Et c'est ce qui était arrivé en effet (Obs. V).

Nous voyons les mêmes éléments chez B..., en ce qui concerne la cage (Obs. VI).

A... reconnaît avoir rêvé des drapeaux chinois, « c'était stupide », dit-il. Mais il croit toujours à la cavalcade : « j'y ai *assisté*, j'y ai *figuré moi-même* », insiste-t-il (Obs. III). Et ainsi de suite. C'est ce même caractère que nous retrouvons dans toutes nos observations. Les malades en appellent toujours au témoignage de leurs sens, qui dans leur esprit se fournissent un contrôle réciproque, c'est-à-dire, qu'ils se servent de la seule façon de raisonner qui leur soit accessible en ce moment, puisque la faculté du raisonnement abstrait n'a pas encore récupéré son énergie antérieure. C'est encore à cause de cette infirmité du raisonnement abstrait qu'ils renoncent plus facilement à leurs hallucinations uni-sensorielles, comme à des impressions qui sont d'ordre élémentaire ; mais quant à la partie plus abstraite, ils sont incapable d'apercevoir les contradictions formelles qui existent entre leurs diverses affirmations.

Nous insistons encore une fois sur ce fait : tant que l'élément visuel est net, tant que cet ordre d'hallucinations persiste, il domine tout et le malade ne raisonne, s'il raisonne seulement ! qu'en se basant sur le témoignage des sens. Ce n'est qu'à mesure que les images s'effacent, à mesure qu'il les oublie, que le malade commence, en se rappelant les choses antérieures, à se rendre compte du côté subjectif de ses visions. Ou bien « il est frappé de leur désaccord avec l'ensemble de ses états de conscience, de l'impossibilité où il est de leur trouver place dans la chaîne des souvenirs, de la brusquerie de leur apparition et de leur disparition » (Marillier), du caractère peu naturel de leur mode d'action.

Ce n'est qu'à la longue que G. (Obs. VII) commence à s'apercevoir de l'impossibilité de l'existence d'une ouverture de un mètre et demi de hauteur dans un espace dont la hauteur est moindre en réalité.

L'idée qu'une clef ne pourrait jamais passer à travers le trou de la serrure ne vient que tardivement à l'esprit de M... (Obs. IV). Mais alors une fois venue, elle sert de point de départ au doute ; c'est comme s'il avait trouvé ce premier terme de la série des associations, dont parlait Kraepelin, et ce premier pas franchi, son raisonnement peut à nouveau recouvrer son libre fonctionnement. Il doute déjà, rien qu'à la pensée de la clef, de même que G. fixe son attention sur les dimensions de l'ouverture. C'est le retour d'un de ces termes isolés de la chaîne des associations, dont parlait Sikorsky, qui manquait d'abord au malade.

Et nous apercevons toujours le même fait : c'est le raisonnement élémentaire qui renaît d'abord. C'est en revenant jusqu'à l'origine de son délire que le malade commence à détruire la base, et le système qui reposait sur elle va tomber ensuite.

En parlant du caractère pénible du délire alcoolique M. Magnan dit : (1).

« On conçoit que l'apparition de ces images terrifiantes dans le champ de la conscience provoque bientôt une réaction psycho-motrice, une association d'idées et

(1) Op. cit.

de mouvements protecteurs opposés à cette perception, à moins que désorganisés complètement par la force et par le nombre des hallucinations, les états conscients ne puissent parvenir à se grouper ».

Que M. Magnan nous permette de généraliser son idée de la façon suivante et de l'appliquer à notre pensée :

On conçoit que l'apparition de *toute image*, quel que soit son caractere, dans le champ de la conscience, provoque bientôt une réaction psycho-motrice, une association d'idées et de mouvements en rapport avec cette perception, à moins que, désorganisés complètement par la force et par le nombre des hallucinations, les états conscients ne puissent parvenir à se grouper.

« Les actes et les paroles de l'alcoolique sont basés sur les hallucinations qui constituent le fond du délire » (Milian). Ses actes en somme sont logiques vu les sensations fausses qu'il éprouve. Et suivant que ce fond sera simple ou complexe, la construction psychique qui en résulte, l'ensemble des réactions psycho-motrices et des associations d'idées aura le même caractère et sera d'autant plus difficile à détruire qu'un nombre plus grand d'éléments y seront entrés.

Et nous insistons sur ce point, sur cette absence de différence essentielle entre le raisonnement du sujet normal et le raisonnement du sujet alcoolique délirant, mais non primitivement dégénéré. Le recours au témoignage des sens, procédé élémentaire, n'est-il pas aussi naturel au sujet normal qu'à l'alcoolique revenant à la lucidité? Mais tandis que l'homme sain passera avec facilité au raisonnement abstrait, l'alcoolique y met un temps plus long suivant l'intensité de ses hallucinations sensorielles.

Il en est de même en ce qui concerne la notion qu'a le malade de la durée du délire, qui lui paraît toujours très long. En nous rappelant les expériences de MM. Dietz et Vintschgau et celles de M. Fürer, nous y retrouvons cette tendance de l'homme, qui n'est qu'accenditellement grisé, de voir sa force augmentée, son travail plus productif, c'est-à-dire plus considérable en un temps égal. Or, nous savons que tout ceci est illusoire, que la réalité prouve le contraire. Alors que le sujet en expérience mesure la quantité de travail accompli par l'intensité de la fatigue éprouvée, un fait analogue existe chez le délirant. Ses hallucinations si mobiles, si nombreuses, et l'épuisement qui provient de toutes les réactions motrices, font qu'il croit à un temps beaucoup plus long que celui qui s'est réellement écoulé depuis le commencement du délire. Nous n'avons qu'à nous rappeler l'histoire de la cavalcade (Obs. III). Et tandis que les causes premières, les hallucinations multiples qui ont provoqué toute cette suite de réactions psycho-motrices, qui ont créé toute une série d'associations, ont disparu, le résultat d'élaboration dure encore et demande un certain temps pour être effacé.

En défalquant les éléments communs au fonctionnement central de l'individu subissant l'accès du délire alcoolique simple et de celui, reconnu normal, mais placé sous l'influence momentanée de l'alcool, quels sont les éléments qui restent chez le premier pouvant lui imprimer le stigmate de *prédisposé*? Est-ce le tableau d'ensemble? Ce n'est pas la tendance à la systématisation, qui est, selon nous, le résultat naturel de toute impression intense et complexe; ce n'est pas non plus cette sorte d'inertie particulière à la plupart de nos malades et constatée par tous les auteurs, comme résultante des habitudes alcooliques prolongées? Ce n'est pas la nécessité d'évoquer dans l'esprit du malade un fait grossièrement saillant pour qu'il s'aperçoive de l'absurdité de tout son système: c'est ce fait que Kraepelin avait généralisé en disant que les malades étaient gênés pour évoquer le premier terme de la suite des associations.

Les observations expérimentales quoique se multipliant toujours, ne sont pas encore ni assez nombreuses, ni assez détaillées pour qu'on puisse s'en servir et y trouver tous les éléments utiles à appliquer à l'analyse des faits cliniques. A mesure qu'elles vont progresser et qu'on pourra s'en servir largement, on pourra, croyons-nous, examiner minutieusement les parties constituantes et le tableau d'ensemble du délire alcoolique et on pourra se prononcer avec certitude sur la forme, ainsi que sur le terrain où il avait évolué.

***

Une question se pose encore:

Sur les 39 malades observés dans le service de M. Magnan, nous n'avons recueilli que 9 observations dont deux comportant des tares nerveuses héréditaires, ne figurent pas ici. La cause de ce petit nombre d'observations provient de ce que tous nos malades ne sont qu'à leur premier accès de délire. Nous avons éliminé tous les cas douteux au point de vue d'antécédents nerveux héréditaires, ainsi que personnels, de même que nous avons éliminé ceux des malades qui étaient à leur deuxième attaque, ou à une attaque d'un ordre plus avancé et qui présentaient des signes de dégénérescence acquise par le fait de l'alcoolisme.

La dernière question qui se présente à notre esprit est celle-ci :

Ces cas de délire hallucinatoire avec un élément de systématisation, sont-ils communs chez les alcooliques non dégénérés ou bien sont-ils exceptionnels ?

Nous avouons que ce n'est que tardivement que nous nous sommes posé cette question. Ce que nous croyons pouvoir affirmer, c'est qu'ils ne sont pas la règle : mais nous ne saurions dire quelle en est exactement la proportion.

*
* *

## NOTE

Au moment même où nous corrigeons nos épreuves, un nouvel article de E. Kürtz et E. Kraepelin vient de paraitre. Nous croyons intéressant d'en dire quelques mots et nous regrettons de ne pas l'avoir eu sous la main au moment où nous rédigions le texte même.

Dans cette nouvelle série d'expériences on a cherché à déterminer les effets d'une alcoolisation plus ou moins prolongée. Les expériences se faisaient de la façon suivante :

Les sujets en expérience étaient au nombre de deux.

On commençait par déterminer la puissance au travail, la fatigue, etc., normales à chacun d'eux pendant les 5 ou 6 jours précédant l'expérience. (Il est à noter que durant toute l'expérience, et même avant, les sujets s'abstenaient de toute boisson alcoolique, ainsi que de tout autre excitant). On leur administrait ensuite pendant 12 jours à l'un, pendant 6 jours à l'autre, 80 grammes d'alcool par jour. On faisait ensuite une interruption de plusieurs jours, et on recommençait de nouveau, et ainsi de suite.

A la suite de ces expériences, les auteurs concluent que les résultats obtenus dans ce cas sont tout à fait analogues à ceux observés dans les cas d'alcoolisation momentanée, avec la seule différence que dans cette dernière, ils sont beaucoup moins prononcés. Puisque l'influence de l'alcool se fait sentir encore 24 heures après son ingestion on en conclue à une sorte d'accumulation des effets de l'intoxication alcoolique.

**Nous savons qu'à l'état normal, la** faculté d'exercice augmente d'un jour à l'autre. Or, **sous l'influence** de l'alcool (dans les expériences sur l'addition), non **seulement** elle est paralysée, mais la puissance, même au travail, tombe et donne une baisse de 25 %; dans l'intervalle de deux ingestions d'alcool (intervalle de plusieurs jours), elle augmente un peu, pour tomber plus rapidement avec chaque nouvelle prise d'alcool.

Lorsqu'on fait apprendre les chiffres par cœur (un exercice, notons le, où l'attention joue dans la majorité des cas un rôle important), son influence est encore plus prononcée : le nombre des chiffres appris diminue de 40 %.

Les faits observés dans le domaine des associations d'idées sont aussi très instructifs. Le nombre des associations évoquées par un mot quelconque diminue considérablement dès le début de la période alcoolique ; cette diminution continue ensuite, mais d'une façon moins rapide, jusqu'à la fin de l'expérience où elle atteint jusqu'à 31 %. Ces expériences confirment ce fait déjà observé, que l'alcool rend l'association des idées plus difficile et un repos de cinq jours n'a pas suffi pour effacer les traces qu'avait laissées sur la faculté d'association une alcoolisation de douze jours.

Un fait non moins intéressant à noter est celui que l'alcool restreint le domaine des associations. Tandis qu'à l'état normal il contient de neuf à quatorze sujets différents, les derniers jours de la période alcoolique, il n'en contenait que trois, six. Leur caractère dépendait surtout de la profession et des habitudes, des occupations du sujet. Même ici la différence était notable : à l'état normal les associations étaient concrètes, les idées avaient du relief ; tandis que sous l'influence de l'alcool, elles devenaient abstraites, vagues et floues. Elles révélaient, dit Kraepelin, plutôt de la mémoire, que de la faculté créatrice de l'esprit.

Des phénomènes analogues se voient du côté de la perception, qui est rendue plus difficile. Un trait général, qui existe dans toutes ces expériences, c'est que plus le travail psychique exigé est complexe, plus se fait sentir l'influence de l'alcool sur lui, moins est-il complexe, moins est néfaste l'influence de l'alcool.

Nous nous permettrons de noter tout particulièrement ce point, que dans tous ces cas il s'agit d'un affaiblissement de l'attention, donc de la volonté, de la fonction d'arrêt.

Kraepelin attire l'attention sur le fait particulier de l'influence toujours croissante de l'alcool, qui se manifeste avec chaque nouvelle ingestion. Nous avons vu qu'un repos de cinq jours n'a pas été suffisant pour effacer les résultats de l'alcoolisation précédente. Et Kraepelin nous rappelle l'effet que produit sur la volonté affaiblie d'un alcoolique un verre d'alcool ingéré après une abstinence parfois très prolongée.

Nous regrettons beaucoup que le manque de temps ne nous permette pas de parler de ces expériences d'une façon plus détaillée.

Mais ce que nous tenons à souligner, c'est la *différence purement quantitative* et *non qualitative*, qui existe dans les expériences sur l'action aiguë et sur l'action prolongée de l'alcool.

## CONCLUSIONS.

1° L'effet directement perceptible de l'alcool sur le système nerveux est une excitation.

Quant à la nature intime de ce phénomène, est-ce une véritable excitation primitive ou une excitation apparente due à la paralysie de la fonction d'arrêt, paralysie grâce à laquelle les impulsions motrices se transmettent plus librement ? La question reste en suspens.

2° Chez les sujets exempts de toute tare héréditaire des habitudes alcooliques prolongées et continues sont nécessaires pour qu'un accès de délire éclate.

3° A côté du délire alcoolique simple, dont le caractère essentiel est la mobilité extrême des troubles sensoriels et l'absence de toute systématisation, il existe des cas où le délire se systématise, tout en ne durant que peu de temps.

4° Ce délire systématisé de courte durée nous a paru pouvoir apparaître sur un terrain exempt de dégénérescence et de prédisposition psychique morbide.

5° Cette systématisation semble être le résultat d'une réaction psycho-motrice et elle est d'autant plus prononcée qu'un nombre plus grand de sens ont contribué à la production des hallucinations.

# BIBLIOGRAPHIE


GUSTAV ASCHAFFENBURG, — Praktische Arbeit unter Alkoholwirkung. *Psychologische Arbeiten, ausgegeben von Emil Krapelin*. Bd. I, Heft. 4.

C. G. CHADDOCK. — The visual imagery of alcoholic delirium. *The Alienist and Neurologist*, Saint-Louis, 1892, p. 86.

H. DAGONET. — Du rêve et du délire alcoolique. *Annales médico-psychologiques*, 1889, n° 9 et 10.

JEAN DEMOOR. — Le mécanisme et la signification de l'état moniliforme des neurones. Bruxelles, 1898.

R. DUBOIS. — Alcools. *Dictionnaire de physiologie*. T. I, p. 234-244.

FÜRER.— Ueber die psychischen Nachwirkungen des Alcoholrausches. *Archiv für Psychiatrie und Nervenkrankheiten*, XVII Bd, 3 Heft, Berlin, 1895.

P. GARNIER. — Le délire alcoolique et ses modalités réactionnelles. *La France médicale*, 1890, n° 19 et n° 20.

HERMANN. — Handbuch der Physiologie. II Bd. I. Th., S. 270-271. Leipzig. 1879.

HORSLEY. — The effect of small doses of alcohol on the brain. *British medical journal*, 1900, 5 mai.

JOFFROY. -- Alcool et alcoolisme. *Gazette des hôpitaux*, 1895, n° 25.

JOFFROY. — De l'aptitude convulsive. Des rapports de l'alcoolisme et de l'absinthisme avec l'épilepsie. *Gazette hebdomadaire de médecine et de chirurgie*, 11 février 1900.

JOFFROY. — L'alcoolisme chronique. *Revue scientifique*, 15 janvier 1898.

JOFFROY. — De la folie choréique ; définition et la nature de la chorée. *Semaine médicale*, 25 février 1893.

EM. KRAEPELIN.—Die chronische Vergiftungen : a) Der Alkoholismus. *Psychiatrie. Ein Lehrbuch für Studierende und Aerzte*. Leipzig, 1896.

E. KRAEPELIN. — Neuere Untersuchungen über die psychischen Wirkungeu des Alkohols. *Münchener med. Wochenschrift*, n° 42, 1899.

E. KÜRZ u. E. KRAEPELIN. — Ueber die Beeinflussung psychischer Vorgänge durch regelmässigen Alkoholgenuss. *Psychologische Arbeiten herausg. v. E. Kraepelin*. Leipzig, 1900.

LANCEREAUX. — Cliniques médicales, 1879-1891.

— Alcoolisme. *Dictionnaire encyclopédique des sciences médicales*.

LEGRAIN. — Dégénérescence sociale et alcoolisme. Paris, 1895.

— Alcoolisme et maladies mentales. *Bulletin médical*. 1896, n° 68.

LIEPMANN. — Beobachtungen und Versuche an Alkoholdeliranten. *Neurologisches Centralblatt*, 1895, n° 1.

MAGNAN, M. — De l'alcoolisme, des diverses formes du délire alcoolique et de leur traitement. Paris, 1874.

MAGNAN, M. — Délire alcoolique et délires systématisés dans l'alcoolisme. *Progrès médical*, 1896, n° 29.

MAGNAN, M. — Troubles de l'intelligence et des sens dans l'alcoolisme aigu et chronique. *Recherches sur les centres nerveux*. Paris, 1876.

MAGNAN et LEGRAIN. — Les dégénérés. Paris, 1895.

MARANDON de MONTYEL. — L'ivresse délirante. *Bulletin medical*, 1898, 29 mai.

Marillier.—Du rôle de la pathologie mentale dans les recherches psychologiques. *Revue philosophique*, octobre 1893, n° 10.

Milian G. — Les manifestations nerveuses de l'alcoolisme. *Gazette des Hôpitaux*, 1896, n° 43.

Pohl, J.—Zur Théorie der Wirkung des Alkohols. *Prager medicinische Wochenschrifft*, 1895, n° 40.

Sikorsky.—De la physiognomie et de l'état psychique des ivrognes. *Questions de médecine nerveuse et psychique* (*journal russe*). Kiew, 1896, *fasc*. 1-2. p. 28-79.

Sikorsky. — L'alcoolisme et le commerce de spiritueux. *Idem*, 1897. *Fasc.* 2, p. 321-362.

Sikorsky. — De l'influence de l'alcool sur la sphère psychique. *Idem*, 1898. *Fasc.* 2, p. 209-217.

Smith. — Ueber die Beeinflussung einfacher psychischer Vorgänge durch chronische Alkoholvergiftung. *Archiv für Psychiatrie und Nervenkrankheiten*, *Band* XVII, *Heft* 3. Berlin, 1895.

Smith et Fürer. — L'influence de l'intoxication alcoolique sur les opérations mentales. *Bulletin médical*, 1895, n° 68.

Tissié. — Observations physiologiques concernant un record vélocipédique. *Archives de physiologie*, n° 4, octobre 1894.



IMPRIMERIE F. DEVERDUN, BUZANÇAIS (INDRE)

www.ingramcontent.com/pod-product-compliance
Lightning Source LLC
LaVergne TN
LVHW020045170826
845678LV00001B/440

* 9 7 8 2 3 2 9 6 9 1 0 0 8 *